Multiplicadores
do estilo de vida
saudável

CB070851

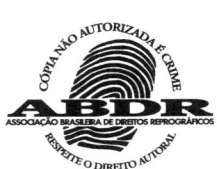

M961　Multiplicadores do estilo de vida saudável : prevenção de doença cardiovascular na adolescência / Moacyr Nobre... [et al.]. – Porto Alegre : Artmed, 2011.
168 p. ; 23 cm.

ISBN 978-85-363-2498-2

1. Doença cardiovascular – Adolescente. 2. Doença cardiovascular – Prevenção. I. Nobre, Moacyr.

CDU 616.1-053.6

Catalogação na publicação: Ana Paula M. Magnus – CRB 10/2052

MOACYR NOBRE
RACHEL ZANETTA
& Cols.

Multiplicadores do estilo de vida saudável

PREVENÇÃO DE
DOENÇA CARDIOVASCULAR
NA ADOLESCÊNCIA

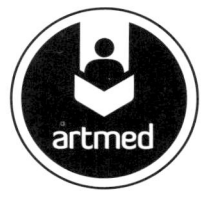

2011

© Artmed Editora S.A., 2011

Capa
Paola Manica

Preparação de originais
Magda Regina Chaves

Leitura final
Débora Benke de Bittencourt

Editora sênior – Biociências
Letícia Bispo de Lima

Editora pleno – Biociências
Carla Casaril Paludo

Editoração eletrônica
Armazém Digital® Editoração Eletrônica – Roberto Carlos Moreira Vieira

Reservados todos os direitos de publicação, em língua portuguesa, à
ARTMED® EDITORA S.A.
Av. Jerônimo de Ornelas, 670 – Santana
90040-340 Porto Alegre RS
Fone: (51) 3027-7000 Fax: (51) 3027-7070

É proibida a duplicação ou reprodução deste volume, no todo ou em parte, sob quaisquer formas ou por quaisquer meios (eletrônico, mecânico, gravação, fotocópia, distribuição na Web e outros), sem permissão expressa da Editora.

SÃO PAULO
Av. Embaixador Macedo Soares, 10.735 – Pavilhão 5 – Cond. Espace Center
Vila Anastácio – Cep 05095-035 – São Paulo – SP
Fone: (11) 3665-1100 Fax: (11) 3667-1333

SAC 0800 703-3444

IMPRESSO NO BRASIL
PRINTED IN BRAZIL

Autores

Moacyr Nobre: Graduado em Medicina pela Faculdade de Ciências Médicas da Santa Casa de São Paulo (FCMSCSP). Especialista em Reumatologia pela Associação Médica Brasileira (AMB). Mestre em Medicina pela Faculdade de Medicina da Universidade de São Paulo (FMUSP). Doutor em Medicina pela FMUSP. Docente e pesquisador dos cursos de graduação e pós-graduação da FMUSP. Diretor da Unidade de Epidemiologia Clínica do Instituto do Coração (InCor) do Hospital das Clínicas da FMUSP (HCFMUSP).

Rachel Zanetta: Especialista em Educação em Saúde pelo Centro de Desenvolvimento do Ensino Superior em Saúde da Universidade Federal de São Paulo (CEDESS/UNIFESP). Mestre em Serviço Social pela Pontifícia Universidade Católica de São Paulo (PUC-SP). Colaboradora na Unidade de Epidemiologia Clínica do InCor – HCFMUSP.

Bader Burihan Sawaia: Doutora em Psicologia Social pela PUC-SP. Professora titular de Sociologia Urbana – Desigualdade e Subjetividade da PUC-SP.

Daniela Silveira: Mestre e Doutora em Ciências pela UNIFESP. Coordenadora adjunta e professora das disciplinas de Avaliação Nutricional, Epidemiologia, Saúde Coletiva e Supervisora de Estágio da Universidade Nove de Julho (UNINOVE).

Denize Julião dos Anjos: Graduada em Ciências pela Faculdade Mozarteum de São Paulo (FAMOSP). Graduada em Letras: Artes Plásticas pela FAMOSP. Especialista em Psicopedagogia pelas Faculdades Integradas Campos Salles. Professora das redes estadual e particular de São Paulo.

Ester Galesi Gryga: Graduada em História pela PUC-SP. Professora coordenadora da Oficina Pedagógica da Diretoria de Ensino Norte 1.

Fernando A. B. Colugnati: Mestre em Estatística pela Universidade Estadual de Campinas (UNICAMP). Doutor em Ciências pela UNIFESP. Pesquisador associado do Instituto de Pesquisas em Tecnologia e Inovação (IPTI).

Inês Lancarotte: Especialista em Cardiologia pelo Departamento de Clínica Médica Cardiológica da FMUSP. Especialista em Saúde Pública pela Faculdade de Saúde Pública da USP. Especialista em Terapia Intensiva pela AMB. Especialista em Administração de Serviços de Saúde pelo Programa de Estudos Avançados em Administração Hospitalar e de Sistemas de Saúde (PROAHSA) do HCFMUSP. Médica assistente na Unidade de Epidemiologia Clínica do InCor – HCFMUSP.

João Felipe Mota: Especialista em Bioquímica Nutricional e Dietética pela Universidade Estadual Paulista (UNESP). Especialista em Cuidados Nutricionais ao Paciente Desportista pela UNESP. Especialista em Nutrição Clínica e Esportiva pela Associação Brasileira de Nutrição (ASBRAN). Mestre em Patologia pela UNESP. Doutorando em Fisiologia da Nutrição pela UNIFESP. Coordenador do Curso de Nutrição da Universidade São Francisco (USF). Diretor do Instituto de Nutrição e Ciências da Saúde (INECS). Professor convidado do Centro de Metabolismo em Exercício e Nutrição (CeMENutri/UNESP). Integrante do Departamento de Nutrição da Sociedade Brasileira de Diabetes (SBD).

José Augusto de A. C. Taddei: Professor associado II da disciplina de Nutrologia do Departamento de Pediatria da UNIFESP.

June Carnier: Graduada em Nutrição pelo Centro Universitário São Camilo. Mestre em Ciências pelo Departamento de Nutrição da UNIFESP. Doutoranda em Nutrição pelo Departamento de Nutrição da UNIFESP.

Luciana Maria Oliveira Fonseca Ianeta: Especialista em Psicossomática pelo Instituto Sedes Sapientiae. Doutora em Ciências: Cardiologia pelo InCor – HCFMUSP. Psicóloga Clínica e Hospitalar. Coordenadora do Serviço de Psicologia do Hospital Policlin.

Maria Conceição Mucheroni: Graduada em Biologia pela Universidade Sagrado Coração (USC).

Maria de Lourdes Carvalho Fernandes: Graduada em Letras Português/Inglês pela Faculdade N. Sra. Medianeira. Especialista em Complementação Pedagógica pela Faculdade Campos Sales.

Maria Silvia Sanchez Bortolozzo: Doutora em Ciências pelo InCor – HCFMUSP. Assessora de Currículo da Coordenadoria de Estudos e Normas Pedagógicas da Secretaria de Educação do Estado de São Paulo (SEESP).

Paulo Henrique de Araújo Guerra: Graduado em Educação Física pela Universidade Paulista (UNIP). Doutorando em Ciências: Cardiologia pela FMUSP. Integrante do Grupo de Estudo do Desenvolvimento da Ação e Intervenção Motora (GEDAIM) da Escola de Educação Física e Esporte da USP.

Agradecimentos

Este livro é resultado do projeto "Multiplicadores do estilo de vida saudável para prevenção de risco cardiovascular nas escolas", desenvolvido no período de 2002 a 2007.

Ele não seria possível sem a cooperação dos profissionais que participaram da elaboração deste livro e de outros tantos que colaboraram com o trabalho de campo e planejamento.

Agradecemos à Secretaria de Educação do Estado de São Paulo, que, por meio das Regionais de Ensino Centro e Centro-Oeste, possibilitou-nos aplicar o projeto nas escolas de ensino fundamental.

Somos gratos também aos diretores, coordenadores e professores das escolas, que, direta ou indiretamente, contribuíram para que as atividades pudessem ser desenvolvidas, em especial, àqueles que participaram do trabalho de campo.

Queremos registrar a participação dos estudantes da Faculdade de Medicina da Universidade de São Paulo (FMUSP), que, nesse período, participaram da disciplina "Prática de Educação em Saúde e Epidemiologia Cardiovascular", sem os quais não teríamos como cumprir todas as etapas do projeto nas escolas; e aos estudantes do curso de Pós-Gradução da FMUSP, na área de Cardiologia, que desenvolveram suas teses de doutorado com base no projeto e que aqui contam suas experiências e compartilham resultados.

Gostaríamos de agradecer a Marcio Polydoro, nosso companheiro de trabalho, que, neste projeto, foi pesquisador de campo, fotógrafo, filmador, carregador, acompanhante e ouvinte em todos os momentos.

Ressaltamos a participação dos 6.411 alunos das escolas que, com seus familiares, acreditaram que conhecer os riscos ligados aos hábitos dos adolescentes era importante, sendo que 2.065 assinaram o Termo de Consentimento Livre e Esclarecido autorizando sua participação na intervenção educativa. Em especial, aos 80 alunos que pacientemente nos escutaram e acreditaram que poderiam tornar-se "agentes multiplicadores da prevenção de risco cardiovascular na adolescência". Durante quatro anos, em parceria com seus professores, transformaram a linguagem técnica da saúde em linguagem educativa por meio da expressão corporal, de jogos, músicas, teatro, desenho e brincadeiras, ensinando que, para transmitir um conhecimento, basta acreditar e ouvir o outro; para estabelecer um diálogo, basta respeitar o conhecimento do outro e estabelecer uma linguagem. Não temos dúvida de que a participação dessas diferentes mãos e mentes possibilitou à equipe fôlego para concluir e contar essa experiência.

A todos desejamos bom uso da experiência vivenciada e que muitas das vocações observadas possam se concretizar em suas futuras profissões.

O Instituto do Coração (InCor) do Hospital das Clínicas da Faculdade de Medicina da Universidade de São Paulo, por meio de sua Unidade de Epidemiologia Clínica, agradece o apoio da Fundação de Pesquisa do Estado de São Paulo (Fapesp), que trouxe recursos fundamentais, que somados aos investimentos institucionais, viabilizou a realização do programa.

Processos Fapesp:

- 02/13404-8 – Promoção de saúde do adolescente para prevenção de doença cardiovascular na idade adulta – Multiplicadores do estilo de vida saudável (2003 a 2005).
- 04/03469-0 – Atuação docente na promoção de saúde do adolescente multiplicador do estilo de vida saudável nas escolas (2004 a 2005).
- 04/15873-0 – Influência de um programa de prevenção de doenças cardiovasculares na concepção e prática de docentes em escolas públicas de ensino fundamental (2005 a 2007).

Moacyr Nobre
Rachel Zanetta

Prefácio

O estilo de vida saudável representa um antigo paradigma, agora, revisto na forma de um novo tema.

A evolução do ser humano revela formas de vida saudáveis sem necessidade de tecnologia. Hoje alcançamos o conforto por meio da tecnologia, mas não uma vida saudável.

Esse contraste nos mostra uma sociedade suscetível a diversas doenças que, no entanto, são controladas com elevados custos e desenvolvimento tecnológico.

Neste livro, os organizadores e colaboradores apresentam como desenvolver um estilo de vida saudável por meio de multiplicadores e com a incorporação do tema à educação.

Educar e reeducar são atividades permanentes para se estabelecer os rumos de uma vida saudável. Este livro, certamente nos auxiliará nesta busca.

José Antônio Franchini Ramires
Prof. Dr. Titular de Cardiologia. Diretor da Divisão de
Cardiologia Clínica do Instituto do Coração do Hospital das Clínicas da
Faculdade de Medicina da Universidade de São Paulo (InCor – HCFMUSP).

Sumário

1 Práticas de educação em saúde e epidemiologia cardiovascular 13
Moacyr Nobre, Rachel Zanetta

2 Educação em saúde no diálogo entre pares:
fundamentação da ação multiplicadora 21
Rachel Zanetta, Bader Burihan Sawaia, Moacyr Nobre

3 Conceito de adolescência 29
Bader Burihan Sawaia

4 Optar pelo estilo de vida saudável na prevenção
da doença cardiovascular 35
Inês Lancarotte, Rachel Zanetta

5 Escola como ambiente propício para promoção de saúde 45
Maria de Lourdes Carvalho Fernandes, Ester Galesi Gryga,
Denize Julião dos Anjos, Maria Conceição Mucheroni

6 Limites e possibilidades de ação preventiva nas escolas públicas 55
Rachel Zanetta, Paulo Henrique de Araújo Guerra

7 Obesidade e os seus efeitos na saúde dos adolescentes 65
José Augusto de A. C. Taddei, Daniela Silveira

8 Educação nutricional assistida por pares multiplicadores 75
João Felipe Mota, June Carnier, Moacyr Nobre

9 Aspectos da análise quantitativa em intervenções educativas 91
Fernando A. B. Colugnati

10 Instrumentos qualitativos aplicados à coleta e intervenção 101
Rachel Zanetta, Moacyr Nobre

11 Representação dos hábitos alimentares e atividade física
na adolescência 119
Luciana Maria Oliveira Fonseca Ianeta, Rachel Zanetta, Moacyr Nobre

12 Grupo focal na avaliação da concepção e da prática de docentes
de escolas públicas sobre a prevenção da doença cardiovascular 127
Maria Silvia Sanchez Bortolozzo, Rachel Zanetta, Moacyr Nobre

13 Resultados do estudo epidemiológico e da intervenção educativa 149
Moacyr Nobre, Rachel Zanetta

Índice 165

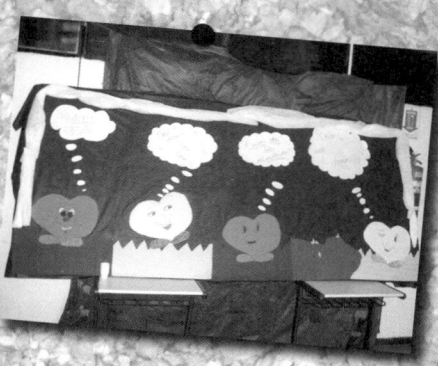
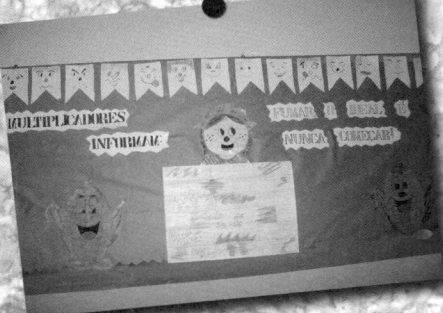
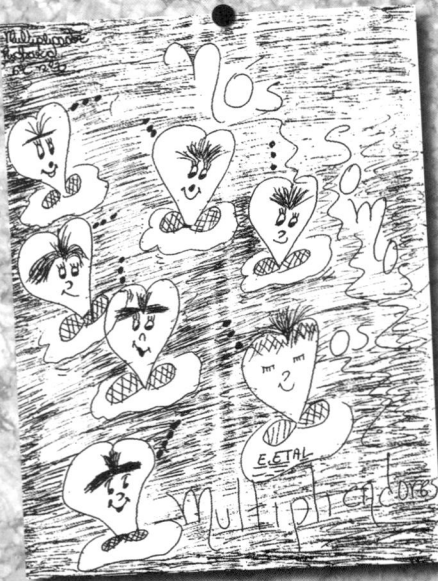
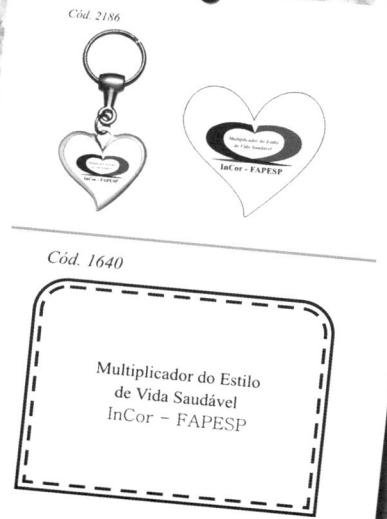

1
Práticas de educação em saúde e epidemiologia cardiovascular

Moacyr Nobre
Rachel Zanetta

É na infância e na adolescência que começam os problemas de saúde mais comuns, como a hipertensão arterial, o diabetes, a aterosclerose coronária e cerebral. Embora a perda de qualidade de vida e a mortalidade precoce causadas por essas doenças aconteçam após os 40 anos de idade, é nessa fase inicial da vida que são incorporados comportamentos de risco relacionados à falta de atividade física, aos hábitos alimentares e atitudes relacionadas ao tabagismo e ao consumo de bebidas alcoólicas. As pesquisas da Unidade de Epidemiologia Clínica, financiadas pela Fapesp entre 2002 e 2007, realizadas com adolescentes de escolas na cidade de São Paulo, reconhecem os riscos epidemiológicos para doenças cardiovasculares associadas ao estilo de vida na adolescência e apontam para a potencial efetividade de intervenções preventivas realizadas no ambiente escolar ou comunitário.

> "Uma paciente de sete anos, acompanhada pela mãe, com diagnóstico de taquicardia, aguardava uma consulta de retorno. O residente e a médica assistente saíram do consultório para discussão sobre a dose e a mudança do remédio e, enquanto isso, a mãe fazia-me alguns comentários sobre a sua situação. Ela estava nervosa porque esperou pela consulta por cerca de 2h30 min, em um dia chuvoso e frio, e não passava nada na televisão da sala de espera para distraí-la. Questionou-me, também, sobre o horário e a dose do remédio, se diminuía o intervalo entre uma dose e outra ou se aumentava a dose, caso o 'ataque' fosse muito forte, como vinha acontecendo ultimamente. Pedi-lhe que perguntasse à médica, a pessoa mais indicada para lhe responder. Contudo, a pressa da médica em pres-

(continua)

(*continuação*)

> crever e em orientar sob pressão da consulta seguinte talvez tenha inibido a mãe de apresentar suas dúvidas. Outro ponto interessante, foi o fato de o residente ter se dirigido a mim de forma peculiar, com tom de voz diferente daquele com que havia se dirigido à paciente: mais elevado e rígido, com maior ênfase e imposição. Como se justificasse, numa relação de maior proximidade com o estudante de medicina, o diálogo que não aconteceu na consulta.
> A observação da prática assistencial e as entrevistas com os pacientes e os profissionais de saúde permitiram ao estudante de medicina apropriar-se da importância do profissional em saber se comunicar e adotar condutas adequadas com diferentes pacientes, levando em conta o grau de escolaridade, as crenças culturais e religiosas, e principalmente, percebendo a necessidade do papel de educador inerente à prática assistencial."[1]

    A observação descrita fez parte da primeira experiência de aprendizado de alunos do curso de graduação da Faculdade de Medicina na recém-criada Unidade de Epidemiologia Clínica do Instituto do Coração (InCor) do Hospital das Clínicas da Faculdade de Medicina da Universidade de São Paulo (HCFMUSP). Entre as primeiras disciplinas oferecidas dentro do currículo complementar não obrigatório, buscou-se ampliar o enfoque das formas tradicionais de ensino centrado no conteúdo técnico dos procedimentos médicos e na reforma curricular iniciada em 1998 pela Faculdade. A natureza optativa do currículo complementar, que visava ao aprendizado de forma integrada com as mais diferentes experiências práticas, permitiu o desenvolvimento de vocações individuais e diversificou o espectro da formação médica, além do conteúdo técnico padronizado e impessoal. Nas atividades docentes diante do paciente, os alunos devem ser estimulados à humanização do atendimento.[2] Na docência da medicina como profissão, a construção de atributos e competências deve reconhecer os valores, os princípios e as representações de mundo e do adoecer dos pacientes, que passa a ser elemento essencial para se compreender as formas possíveis de comunicação e de propiciar escolhas viáveis e adequadas para eles. Isso requer, inquestionavelmente, incursões em outros campos disciplinares e novas práticas para as quais a escola deverá se abrir, ampliando o espectro da formação médica.

As síndromes isquêmicas, como a angina e o infarto do miocárdio, são decorrentes do desenvolvimento de placas gordurosas, ou ateromas, nas artérias coronárias, reduzindo a luz dos vasos, que se rompem e desencadeiam a formação de trombos que obstruem a artéria por completo. As lesões também acometem as artérias carótidas, cerebrais, periféricas e aorta. Embora os sintomas ocorram na fase adulta da vida, o processo de aterosclerose inicia na infância, acelerando na adolescência.[3] Evidências anatomopatológicas comprovam que a intensidade do processo depende da presença de fatores de risco, tais como o hábito de fumar, o sedentarismo, a obesidade, a hipertensão e as alterações metabólicas nas duas primeiras décadas da vida.[4] Por isso é fundamental que sejam iniciadas medidas preventivas nessa fase da vida, na tentativa de reduzir o impacto da doença cardiovascular, a maior causa de mortalidade precoce das populações no planeta.

Entre 1999 e 2007, a Unidade de Epidemiologia Clínica do InCor, em parceria com a Divisão Regional de Ensino Centro e Centro-Oeste da Secretaria de Educação do Estado de São Paulo, colheu informações sobre as características do estilo de vida de adolescentes matriculados entre a 5ª e a 8ª série das escolas públicas e privadas nessas divisões regionais do Município de São Paulo. Foram visitadas 87 salas, selecionadas aleatoriamente, totalizando 2.125 estudantes que responderam ao questionário e tiveram o índice de massa corporal calculado. A amostra representa cerca de 2% dos alunos de duas regiões de ensino. Foram observados 24% com sobrepeso ou obesidade, 53,3%, com hábito alimentar inadequado, 15,4%, sedentários, 62,6% usaram álcool, e 23,1%, usaram cigarro. Entre a 5ª e 8ª séries dobrou o uso de bebidas alcoólicas, triplicou a proporção de adolescentes masculinos que experimentaram o cigarro e quintuplicou no sexo feminino. Em contraposição, decresceu o hábito alimentar inadequado. Chegam com essa condição na 8ª série 40% dos alunos nas escolas públicas e 58% nas escolas privadas. Sobrepeso e obesidade foram maiores nas escolas privadas. O avanço das séries mostrou decréscimo dessa proporção, que não atingiu nível de significância estatística. O sedentarismo é maior na esfera pública. Na escola privada, o sedentarismo foi menor em alunos mais velhos, contrapondo com a escola pública, onde aumenta com a idade. Adolescentes do sexo feminino frequentam menos as aulas de educação física. O hábito alimentar inadequado foi caracterizado por acrescentar mais sal na comida já preparada, menor consumo de laticínios e de frutas, e maior consumo de refrigerantes, manteiga e salgadinhos.[5] A identificação dos fatores de risco para o desenvolvimento de doenças cardiovasculares serviu para a implementação de diferentes programas preventivos, que envolveram dezenas de escolas públicas da região.

A Unidade de Epidemiologia Clínica participa das atividades do Incor de forma colaborativa com os demais serviços do Hospital das Clínicas, dos Departamentos da Faculdade de Medicina e das Unidades da Universidade de São Paulo, gerando e divulgando conhecimentos decorrentes da aplicação do método epidemiológico nas pesquisas clínicas e daqueles conhecimentos relacionados às práticas de promoção de saúde. Presta, ainda, serviços de extensão universitária de educação em saúde à comunidade, por meio das atividades de pesquisa e de ensino que envolvem os alunos de graduação e de pós-graduação. No curso de pós-graduação, oferece disciplinas sobre a aplicação do método epidemiológico na prática e na pesquisa clínica e orienta alunos de doutorado. Ofereceu, entre 1999 e 2005, a disciplina Práticas de Educação em Saúde e Epidemiologia Cardiovascular (Pesec), que integrou o currículo complementar do curso de graduação médica da Faculdade.

A proposta da disciplina de graduação tinha como objetivo reconhecer a presença de fatores de risco associados ao estilo de vida dos adolescentes matriculados no segundo ciclo do ensino fundamental no Município de São Paulo, bem como promover entre eles medidas de prevenção das doenças cardiovasculares e a promoção de saúde. Um projeto para mudanças de comportamento a longo prazo, com a participação dos estudantes multiplicadores da informação sobre estilo de vida saudável, sob a forma de atividades educativas inspiradas no método de Paulo Freire,[6] tinha o intuito de motivar o diálogo que não havia sido observado pelo estudante de medicina durante a consulta da paciente com taquicardia.

A disciplina teve como objetivo capacitar seus alunos para educar preventivamente seus interlocutores, divulgar e discutir informações sobre comportamentos de risco e medidas de prevenção de doenças cardiovasculares, promovendo a saúde. As atividades realizadas nas escolas possibilitaram um caráter essencialmente prático ao aprendizado, visto que os estudantes de medicina, após um período de treinamento dirigido, se responsabilizaram pelo processo de educação em saúde dos adolescentes, sob a supervisão do corpo docente. Entre os objetivos específicos buscou-se ensinar a importância da comunicação com os pacientes na vida profissional do médico; a prática médica preventiva por meio da educação em saúde; os fatores de risco das doenças cardiovasculares; o risco de desenvolvimento de doença como consequência do estilo de vida; o potencial educativo conduzido por pares e, principalmente, reconhecer e respeitar os valores culturais diversos dos seus. A seguir a opinião de um dos alunos participantes:

> "O fascínio pela profissão e a vontade de exercê-la, somados ao sonho de ajudar o próximo para melhorar suas vidas, levaram-me a buscar uma disciplina que possibilitasse a prática. Há diversas maneiras de exercitar a profissão ainda no primeiro ano da Faculdade, pois é na prática que podemos interagir diretamente com a realidade, e completar a experiência de interação com a comunidade. A prática permite desenvolver habilidades comunicativas e construir atitudes fundamentadas em princípios e valores humanos que nos permitem observar o nosso interlocutor, interagir com ele e compartilhar informações sobre ações preventivas e educativas dentro do contexto em que ele e sua família estão inseridos. Além de contribuir para fixar o conhecimento teórico, o exercício prático nos possibilita desenvolver habilidades que se traduzem em responsabilidades. Ao promover a saúde é preciso ter atitude responsável, condizente com o trabalho comunitário, conhecimento ético e determinação.
>
> A oportunidade de trabalhar com a educação do jovem permite ao estudante de medicina interagir de forma diferenciada com o conhecimento e com as formas alternativas de transmissão e propagação de informações. O processo educativo de caráter formativo, inserido no contexto real de problemas concretos da comunidade, promove, acima de tudo, a cidadania.
>
> O aprendizado do conteúdo necessário ao trabalho, supervisionado por professores, é conduzido pelos alunos de medicina. No início de cada atividade, a partir do assunto indicado no cronograma, estabelecemos os objetivos e traçamos as estratégias para que sejam alcançados. Ao final da atividade, são discutidos os objetivos cumpridos, bem como o que se fará a respeito daqueles que não forem cumpridos. Um dos alunos é escolhido para conduzir a reunião, e outro encarregado de fazer o relato da observação.
>
> Enfocamos sobre o que é e para que serve a epidemiologia, a frequência das doenças, que grupos de pessoas têm risco de desenvolvê-las. A aplicação nas escolas de um questionário epidemiológico e as medidas antropométricas dos alunos permitem o conhecimento mais profundo sobre a população-alvo. Para agir sobre a realidade, é preciso conhecê-la.

(continua)

(*continuação*)

> Discutimos os fatores de risco modificáveis, como a dislipidemia, o diabetes, o tabagismo, o sedentarismo, a obesidade e o estresse – fatores mais relacionados ao estilo de vida das pessoas. Buscamos técnicas pedagógicas que promovam a interação com os alunos; basicamente, são os mesmos métodos utilizados na nossa preparação. Não existe uma fórmula ou um modelo para isso, pois trabalhamos as propostas de alguns educadores com base principalmente na observação e na dinâmica de grupo, visando construir o conhecimento. Tentamos estabelecer um diálogo horizontal com o jovem, inclusive, com objetivo de reduzir o jargão técnico, ou seja, utilizar uma linguagem comum ao quotidiano deles, para uma maior aproximação.
> Cada atividade com os alunos é única e fascinante. O respeito aos seus valores é fundamental para o desenvolvimento do trabalho. Não nos dirigimos a eles para fazer juízo de valores, para dizer o que é certo ou errado. O ofício é de uma complexidade imensa, pois não se resume a despejar o conteúdo informativo sobre os educandos. Antes disso, há a necessidade de gerar o interesse pelo assunto. Uma forma muito fácil de fazer isso é, simplesmente, indagá-los se alguém, entre seus laços familiares, possui algum fator de risco, como diabetes ou hipertensão. A resposta é muito participativa e isso é fundamental para a construção do conhecimento. O palestrante deve agir como um condutor da discussão, um facilitador, instigando a curiosidade para permitir que os indivíduos orientem o assunto em novas direções, ditadas por seus próprios interesses. Para isso, é preciso favorecer as indagações e abrir tudo ao questionamento e à exploração, reconhecendo que tudo está em processo de mudança.
> O intuito é informar aos jovens sobre a prática de hábitos saudáveis e preveni-los dos riscos associados às doenças cardiovasculares. Podemos verificar o poder da atividade preventiva com escolares multiplicadores de informação sobre saúde, considerando sua propagação entre colegas e familiares."

Nos 6 anos de atividades da disciplina, cerca de 100 alunos de graduação visitaram 53 escolas públicas e privadas e estabeleceram um diálogo sobre promoção de saúde com pouco mais de 6.400 estudantes entre a 5ª e a 8ª série dessas escolas. Informações sobre o conteúdo temático, o modelo educativo, o apoio didático e os resultados obtidos podem ser encontradas no site cognos.[7]

REFERÊNCIAS

1. Nobre MRC, Domingues RZL, Yamaguishi ML, Shiroma ME. Relato do aprendizado em estágio de observação da prática médica. Interface Comun Saúde Educ. 2004 Mar-Ago;8(15):381-6.
2. Marcondes E, Lima EG, editores. Educação médica. São Paulo: Sarvier; 1998.
3. Françoso LA, Coates V. Anatomicopathological evidence of the beginning of atherosclerosis in infancy and adolescence. Arq Bras Cardiol. 2002 Jan;78(1):131-42.
4. Berenson GS, Wattigney WA, Tracy RE, Newman WP 3rd, Srinivasan SR, Webber LS, et al. Atherosclerosis of the aorta and coronary arteries and cardiovascular risk factors in persons aged 6 to 30 years and studied at necropsy (the Bogalusa Heart Study). Am J Cardiol. 1992 Oct 1;70(9):851-8.
5. Nobre MRC, Domingues RZL, Silva AR, Colugnati FAB, Taddei JAAC. Prevalências de sobrepeso, obesidade e hábitos de vida associados ao risco cardiovascular em alunos do ensino fundamental. Rev Assoc Med Bras. 2006 Mar-Abr;52(2):118-24.
6. Feitosa SCS. Método Paulo Freire: princípios e práticas de uma concepção popular de educação [Internet]. [Dissertação]. São Paulo: Faculdade de Educação, USP; 1999. [capturado em 2010 Jul 12]. Disponível em: http://www.undime.org.br/htdocs/index.php?acao=biblioteca&publicacaoID=34
7. Cognos Educação em Saúde. Práticas de educação em saúde e epidemiologia cardiovascular [Internet]. São Paulo: Cognos; c2010. Disponível em: http://www.cognos.med.br/pesec/

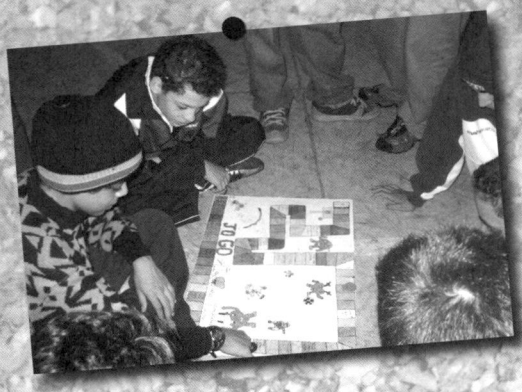
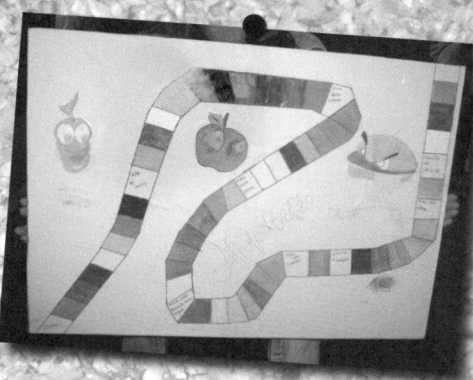
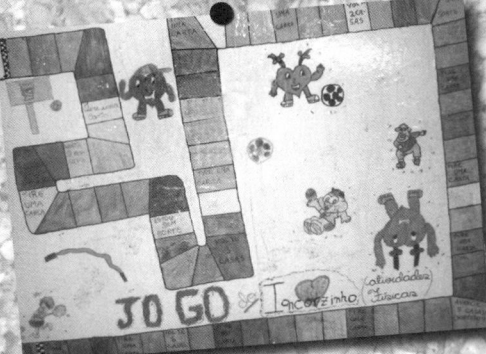
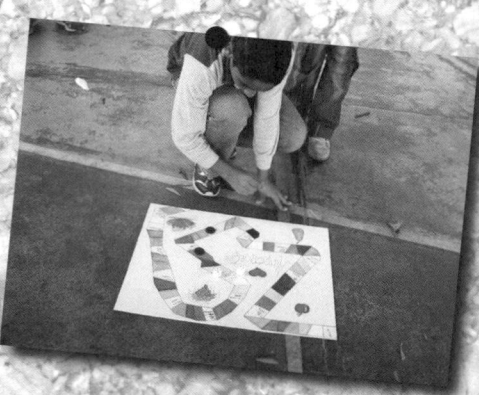
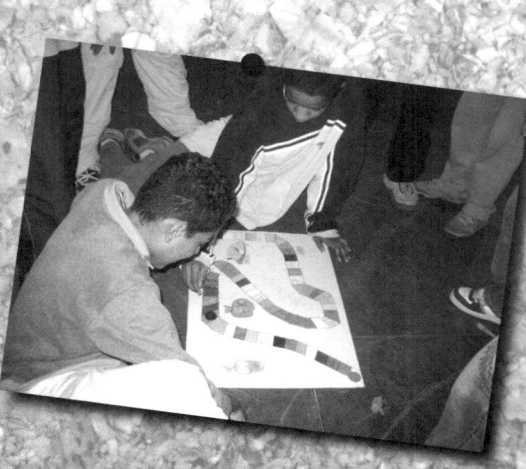

2

Educação em saúde no diálogo entre pares: fundamentação da ação multiplicadora

Rachel Zanetta
Bader Burihan Sawaia
Moacyr Nobre

Promover a autonomia das pessoas, para que elas possam dirigir suas próprias vidas, é o objetivo da Educação em Saúde.[1] Um dos pilares da promoção da saúde é a geração do senso de identidade, da solidariedade e da responsabilidade comunitária.

Tratar da promoção da saúde no âmbito escolar significa inserir no processo pedagógico questões relevantes à situação de vida no cotidiano dos alunos: crianças e adolescentes. Isso requer a atuação na comunidade em que está a escola e aonde os alunos residem. Para tanto, são necessárias estratégias que subsidiem os professores a uma reflexão crítica, com técnicas que possibilitem a formação de agentes multiplicadores que envolvam professores e adolescentes em uma proposta de promoção da saúde no espaço escolar. Ou seja, uma ação que contribua pedagogicamente na abordagem dos temas sobre prevenção, que não fazem parte da maioria das disciplinas de graduação na formação do corpo docente das escolas do ensino fundamental.

Um fator fundamental para a educação em saúde entre pares é a adoção da prática interdisciplinar, que possibilita refletir sobre os fenômenos, por meio de diferentes olhares da observação no processo de aprendizagem.[2]

Ao falar da interdisciplinaridade na ação didático-pedagógica para a educação em saúde cabe lembrar que é um método de pesquisa e de ensino voltado para a interação em uma ou mais disciplinas, um processo de integração de finalidades, objetivos, conceitos, conteúdos, terminologia, metodologia, procedimentos, dados e formas de organizá-los e sistematizá--los no processo de elaboração do conhecimento.[3]

A prática interdisciplinar na educação em saúde ocorre por meio do diálogo entre as disciplinas e entre os sujeitos das ações preventivas para a ação entre pares.

Deve-se pensar em educação em saúde visando à ação preventiva, propiciando ao adolescente a possibilidade do desenvolvimento pleno, de acordo com suas condições, possibilidades e entendimento,[4] para refletir, interferir e modificar o seu próprio mundo. "A disjunção sujeito-objeto é um dos aspectos essenciais de um paradigma mais geral de disjunção--redução, pelo qual o pensamento científico ou disjunta realidades inseparáveis sem poder encarar a sua relação, ou identifica-as por redução da realidade mais complexa à realidade menos complexa."[5]

O aprender não é um simples processo entre o ouvir e a cognição, não é um acréscimo de conhecimentos, mas sim uma ação integrada entre o cognitivo, a afetividade e a relação social do indivíduo, que se mobiliza para aprender um novo conceito, uma nova forma de fazer ou de entender algo, construindo ou alterando formas. Didaticamente, esses temas são tratados por meio de aulas expositivas, preleção dialogada, discussão dirigida, dinâmicas de grupo, vivências, dinâmicas reflexivas, em que as experiências individuais são refletidas pelo conjunto dos participantes do grupo. Isso ocorre desde a linguagem até a elaboração dos materiais e métodos a serem utilizados pelos multiplicadores por meio da ação dialogada, com o objetivo da horizontalização do conhecimento científico dos temas relacionados à prevenção. A ação de multiplicadores para uma ação preventiva tem este objetivo por meio de maneiras e formas de expressão apropriadas entre pares.

O processo educativo para a prevenção da doença cardiovascular, por meio da ação multiplicadora entre pares, pode ser entendido como uma proposta de ampliar a capacidade do adolescente em se expressar por meio de suas diferentes linguagens, mantendo o "ser adolescente". Aprender novos conceitos, reconhecer novas tecnologias, refletir sobre a postura frente à nova informação, interagir de forma crítica com o meio socioambiental.

A fundamentação teórica, didática e pedagógica da ação multiplicadora entre pares tem ligação não apenas com os conceitos relacionados, mas também com o pressuposto que reconhece a necessidade de trabalho cooperativo que aproxime a Universidade das Escolas Públicas, tendo como meta a mudança do estilo de vida frente ao risco de adoecer.

A opção pela estratégia de utilizar multiplicadores entre pares para promover a educação em saúde entre os adolescentes fundamenta-se em três grandes eixos teóricos construídos no diálogo interdisciplinar entre a Psicologia, a Educação e a Ciência Médica: concepção de saúde, aprendizagem e adolescência. As perguntas iniciais foram: como mudar hábitos e construir novas ideias, sentimentos e comportamentos para motivar a adoção de um estilo de vida saudável entre adolescentes de escolas públicas, tendo em vista o aumento da obesidade, da incidência de doenças cardiovasculares e do uso do fumo e da bebida entre eles? Como expandir o processo educativo que se pretendia desencadear para além do grupo-alvo da intervenção?

Na busca de uma fundamentação pedagógica para a intervenção educativa entre pares, encontramos nas propostas socioconstrutivistas de Freire[6] e Vygotsky[7] contribuições para a elaboração de uma metodologia inovadora da prática pedagógica, com a intenção de superar a lógica conteudista com base em etapas rígidas para perceber o amadurecimento predominante no ensino fundamental e médio. Isto é, um processo vivo de ensino e aprendizagem, que acredita no potencial de desenvolvimento do jovem e na sua capacidade de mudar o cotidiano. Um processo educativo que tenta compreender a realidade dos alunos, tanto do ponto de vista psicológico, cognitivo e afetivo, como também sociocultural. Deve-se priorizar o espaço da intersubjetividade, como afirma Vygotsky, ou do diálogo, na concepção de Freire, que é praticado dentro e fora da escola.

A teoria de mudança social proposta por Paulo Freire pode ser integrada a um modelo para a mudança de estilo de vida para obter sucesso na promoção da saúde entre adolescentes.[8] Segundo esta experiência, o estudante deve receber informações sobre saúde, identificar os riscos à saúde decorrentes do próprio estilo de vida, avaliar criticamente as opções de comportamentos envolvidos com os riscos, para que, no diálogo facilitado por pares treinados, possam buscar soluções, aplicando o conceito freireano de práxis à educação em saúde. O método com base no diálogo centrado na resolução de problemas reais do grupo fundamenta este trabalho, com o intuito de estimular os alunos a gerar os temas para a discussão e motivar a participação do conjunto dentro do próprio contexto social e emocional.

Na teoria de desenvolvimento social de Vygotsky,[9] o desenvolvimento cultural do aluno, assim como sua aprendizagem, ocorre mediante um processo intersubjetivo de relação do aluno com o professor ou com outros alunos mais experientes, na qual a interação social desempenha um papel fundamental no desenvolvimento do aprendizado. Nesse processo, a pessoa que intervém de forma não intrusiva para assistir e orientar a criança, pode ser tanto um adulto quanto um colega que já tenha desenvolvido a habilidade requerida. Estas contribuições inovam a prática pedagógica, pois ajudam a entender a realidade de seus alunos, tanto do ponto de vista psicológico, cognitivo e afetivo, como também sociocultural.

A opção pela estratégia dos multiplicadores teve a intenção de preparar adolescentes que pudessem promover encontros, criar redes de intersubjetividade e diálogo, com capacidade de atingir as ideias, as motivações e o comportamento dos seus colegas de escolas da região norte do Município de São Paulo. A adolescência é um momento rico em sociabilidade, em que os grupos ocupam um espaço muito importante na vida dos jovens, com tendência, nas sociedades ocidentais, à separação e independência dos pais.[10] A referência do grupo de iguais torna-se progressivamente mais importante na formulação de conceitos, de atitudes e de comportamentos.

Há uma maior identificação com valores observados dentro de seu grupo de colegas e amigos, em modelos externos às famílias, facilitando a padronização de comportamentos e atitudes valorizados como positivos pelo grupo de referência. A identificação, entre os alunos, de ideias, de hábitos e de atitudes abre espaço para o grupo conhecer concepções sobre saúde, discutir e refletir sobre elas, criando zonas de desenvolvimento por proximidade,[9] o que significa diminuir a diferença entre o que eles sabem, com o potencial de ampliar o conhecimento do grupo.[7]

Na concepção socioconstrutivista de Vygotsky, o desenvolvimento de cada um depende do processo de aprendizagem que lhe é propiciado pelos outros, ou seja, a interação social desempenha um papel fundamental no processo de aprendizagem.

Pesquisadores, psicólogos e educadores, de perspectivas teóricas diferentes, reforçam também a opção metodológica pelos multiplicadores. A revisão de 39 trabalhos publicados na língua inglesa, sendo 32 na década de 1990, mostrou a crescente utilização da educação entre pares como um método para promover a saúde entre os adolescentes.[11] O seu emprego foi justificado pelos autores dos trabalhos originais em decorrência de dez características principais: utilização do meio já empregado pelos adolescentes para compartilhar informações e aconselhamentos; credibilidade da fonte; maior identificação entre educando e educador; identificação do colega mais experiente como modelo positivo; benefícios observados entre os adolescentes que desempenham o papel de liderança do processo; conteúdos que não são aceitos por outros métodos, sendo aceitos quando apresentados por pares; envolvimento no processo de aprendizado de alunos que não se envolvem na forma convencional; reforço do aprendizado que se faz na continuidade do relacionamento entre os adolescentes fora do espaço formal; empoderamento do conjunto de alunos envolvidos; custo-efetividade. A teoria citada com mais frequência para a fundamentação do método de educação entre pares, ou seja, da educação por meio de multiplicadores da mesma faixa etária, foi a do "aprendizado social", que se caracteriza por utilizar princípios leigos, do cotidiano, originados no senso comum e, por não apresentar uma vinculação forte com nenhuma das linhas teóricas do pensamento, apesar de habitualmente ser colocada dentro da área de interesse de estudo da psicologia social.

A teoria da identidade social, desenvolvida por Tajfel,[12] reafirma que o conhecimento do indivíduo depende do grupo social ao qual pertence e do significado afetivo e avaliativo que se atribui aos membros deste grupo. Pertencendo a diferentes grupos, os indivíduos adquirem uma identidade social, a qual define suas posições específicas na sociedade.

A teoria do aprendizado social, de Bandura,[13] enfatiza que pela observação dos outros, uma pessoa forma uma ideia de como novos comportamentos são executados e, em ocasiões posteriores, esta informação codificada serve como guia para a sua própria ação. O aprendizado e a modelagem dos comportamentos se dão a partir da observação dos comportamentos, das atitudes e das respostas emocionais, principalmente quando há identificação entre quem observa e quem é observado. Essa identificação depende das semelhanças reconhecidas e dos vínculos afetivos estabelecidos. Entre as características atribuídas ao método de educação entre pares que podem ser discutidas no âmbito da teoria do aprendizado social estão a credibilidade, o papel do modelo, o reforço e o empoderamento (*empowerment*).

A teoria freireana foi tida como a referência fundamental para que fosse adotada a concepção de que, para se obter sucesso na promoção da saúde entre os adolescentes, seria necessário associá-la à mudança de estilo de vida. Considerando que essa mudança só ocorre se for precedida por transformações na base afetivo-volitiva, segundo Vygotsky, nos interesses e motivações da pessoa, é necessário que a discussão sobre comportamentos saudáveis passe pela formulação e explicitação pelo grupo, de suas concepções de vida, angústias e sofrimentos. Os modelos educativos fundamentados nas obras de Paulo Freire e Carl Rogers defendem a educação centrada no aluno, que deve ser visto como uma pessoa inteira, com sentimentos e emoções, senhor de sua própria aprendizagem.[14] Portanto, a ação entre pares teria de ser dialógica, centrada na resolução das questões reais do grupo. Para tanto, o processo educativo de treinamento dos alunos multiplicadores visou ao fornecimento de informações sobre saúde, à identificação dos riscos à saúde decorrentes dos estilos de vida e à avaliação crítica das opções de comportamentos envolvidos com os riscos, para que, no diálogo facilitado por pares treinados, eles possam buscar as suas próprias opções.

A teoria de mudança social proposta por Paulo Freire[6] pode ser integrada a um modelo para a mudança de estilo de vida a fim de se obter sucesso na promoção da saúde entre adolescentes.[8] Segundo a experiência com estudantes de medicina da Universidade do Novo México, o estudante deve receber informação sobre saúde, identificar os riscos à saúde decorrentes do estilo de vida, avaliar criticamente as opções de comportamentos envolvidos com os riscos, para que no diálogo facilitado por pares treinados possam fazer suas opções.

A práxis freireana que se fundamenta, sobretudo, na educação como prática da liberdade[15] teve papel central no "Projeto Multiplicadores", determinando a escolha do método dialógico centrado na resolução de problemas levantados pelo grupo, com o intuito de estimular os alunos a gerar os temas para a discussão, motivando-os a participar do conjunto dentro do próprio contexto de relacionamentos afetivos e sociais, nos moldes das atividades intelectuais exercidas pelo homem e que contribuem para a transformação da realidade social.

REFERÊNCIAS

1. Silva JO, Bordin R. Educação em saúde. In: Duncan BB, Schmidt MI, Giugliani, ERJ. Medicina ambulatorial: condutas clínicas em atenção rimária. 2ª ed. Porto Alegre: Artes Médicas; 1996.
2. Fundação Darcy Ribeiro. Interdisciplinaridade [Internet]. Rio de Janeiro: Fundar; c1997-2010. [capturado em 2002 Fev 12]. Disponível em: http://www.fundar.org.br/temas/texto__7.htm
3. Bordoni TC. Uma postura interdisciplinar [Internet]. São Paulo: Fórum Educação; 2002. [capturado em 2003 Fev 13]. Disponível em: http://www.forumeducacao.hpg.ig.com.br/textos/textos/didat_7.htm
4. Gusdorf G. La vertu de force. 3e éd. Paris: PUF; 1967
5. Morin E. Ciência com consciência. Portugal: Publicações Europa-América;1982
6. Freire P. Pedagogia do oprimido. 5ª ed. Rio de Janeiro: Paz e Terra; 1978.
7. Vygotsky LS. A Formação social da mente. 4ª ed. São Paulo: Martins Fontes; 1991.
8. Wallerstein N, Sanchez-Merki V. Freirian praxis in health education: research results from an adolescent prevention program. Health Educ Res. 1994 Mar;9(1): 105-18.
9. Vygotsky LS. Psicologia pedagógica. São Paulo: Martins Fontes; 2004.
10. Sposito M. Juventude: crise, identidade e escola. In: Dayrell J, editor. Múltiplos olhares sobre educação e cultura. Belo Horizonte: UFMG; 1996.
11. Turner G, Shepherd J. A method in search of a theory: peer education and health promotion. Health Educ Res. 1999 Apr;14(2):235-47.
12. Tajfel H. Grupos humanos e categorias sociais. Lisboa: Livros Horizonte; 1982.
13. Bandura A. Social learning theory. New Jersey: Prentice Hall; 1977.
14. Gadotti M. A voz do biógrafo brasileiro: a prática à altura do sonho. In: Gadotti M, editor. Paulo Freire uma biobibliografia [Internet]. São Paulo: Cortez/UNESCO/IPF; 1996. [capturado em 2010 Jul 12]. Disponível em: http://seminario-paulo-freire.pbworks.com/f/unid2_ativ4paulofreire_umabiobibliografia.pdf
15. Freire P. Educação como prática da liberdade. 7ª ed. Rio de Janeiro: Paz e Terra; 1977.

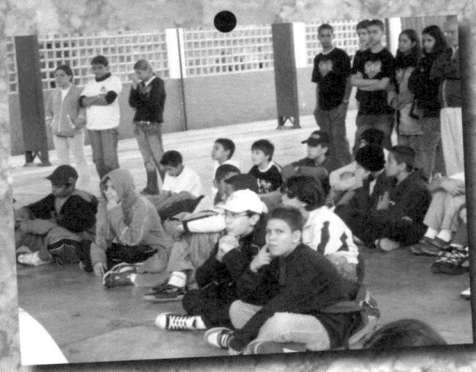
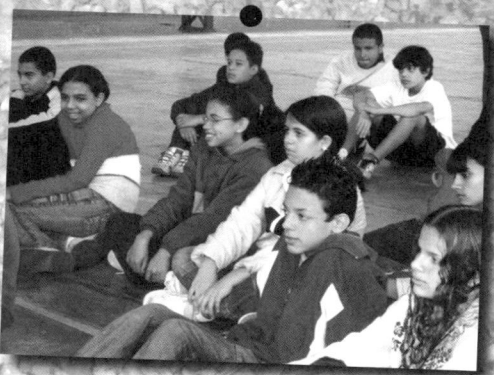
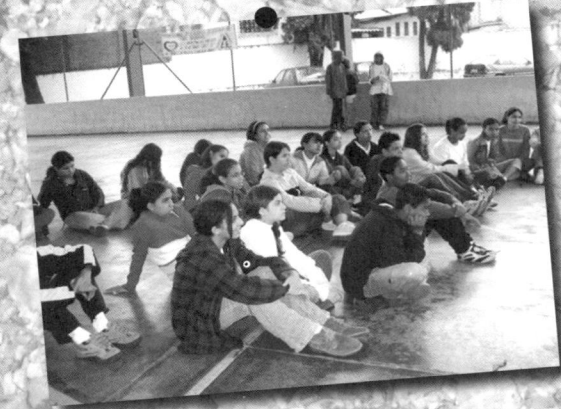
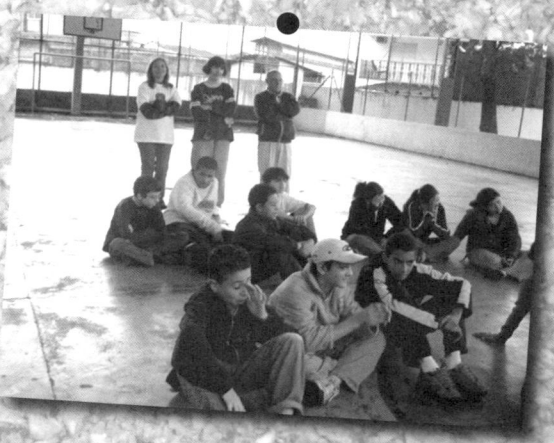

3
Conceito de adolescência

Bader Burihan Sawaia

"A adolescência é a idade de transição" – um momento do desenvolvimento humano caracterizado por novos processos biológicos e psicológicos que se desenvolvem no corpo e na mente, preparando o indivíduo para exercer a sexualidade e a liberdade de governar a si mesmo. Essa concepção é defendida por Vygotsky,[1] importante pesquisador russo do início do século XX, que criou uma das mais influentes teorias da aprendizagem e do desenvolvimento humano na contemporaneidade.

As transformações que caracterizam a "idade de transição" são facilmente observadas, de um lado, pelos evidentes sinais de puberdade e, de outro, pela rebeldia e desejo de experimentar novas vivências e de se agregar aos pares para trocar ideias, expressar críticas, jogar conversa fora e até experimentar comportamentos de risco. Nessa fase, o grupo de iguais funciona como a nova forma de sociabilidade que substitui a família como instituição de produção de sentido e de vínculo afetivo.

O que não é visível é a mudança que, segundo o mesmo autor, constitui a base dessas transformações: o amadurecimento da capacidade de formar conceitos complexos e abstratos, o que significa poder pensar com independência das experiências imediatas e das coisas concretas.* Essa nova e superior forma de atividade intelectual permite ao adolescente criar no pensamento diferentes formas do real, projetar algo mentalmente antes de sua concretização, inclusive apropriando-se da experiência do outro, o que lhe abre o mundo da consciência e da participação da produção social.

---

* Essas reflexões são bem desenvolvidas em Berzin[2] e Veiga.[3]

Duas dimensões desse processo constituem a chave para entender o desenvolvimento psicológico do adolescente. Uma refere-se à passagem da fantasia passiva, imitadora, própria da criança, à ativa e voluntária.* A outra diz respeito às mudanças que ocorrem nas suas aspirações e interesses.**

"As funções psicológicas, em cada etapa do desenvolvimento humano estão regidas, dentro de certo sistema, por determinadas aspirações, atrações e interesses. A adolescência é um período de ruptura e extinção dos velhos interesses e motivações e o desenvolvimento de novos, decorrentes inclusive da maturação de nova base biológica, com destaque à sexualidade."

Nesse momento, para evitar uma má interpretação, é preciso ressaltar que a teoria vygotskiana é sócio-histórica, perspectiva que combate a visão naturalizante e de ciclo evolucionista rígido do desenvolvimento psicológico e biológico, substituindo-a pela ideia de processo afetado pelo contexto sociocultural no qual se vive, o que ocorre por meio das relações sociais.

Dessa forma, ele concebe a adolescência como um ciclo da vida, com características específicas, pelo qual todos nós passamos, porém, e o que é mais importante, não de forma universalmente padronizada, mas revelando diferentes modos de apropriação das determinações sociais, isto é, vinculado à apropriação do legado da humanidade.

As transformações biológicas e psicológicas "da idade de transição" adquirem significados diversos de acordo com a cultura, o gênero e a classe social do adolescente, determinando-lhe diferentes modos de existência, de comportamento, de afetos e de responsabilidades. Esses significados, por sua vez, afetam os processos biopsicológicos, o seu direcionamento e a intensidade. Há divergências na definição da faixa da idade de transição. Os documentos oficiais nacionais e internacionais, de modo geral, apresentam uma variação que vai de 12 a 24 anos,*** embora haja estudiosos que defendem que ela inicia mais cedo, aos 10-11 anos, e termina mais tarde, aos 30 anos.

---

* Netto,[4] apresenta muito bem essas reflexões realizadas por Vygotsky.
** A teoria vygotskiana valoriza muito as motivações, por considerar que são elas que respondem ao último porquê na análise do comportamento e do pensamento, conforme aponta Veiga.[3]
*** Veiga[3] fez um levantamento das seguintes instituições: OIT – Organização internacional do Trabalho; UNICEF – Fundo das Nações Unidas para a Infância; OMS – Organização Mundial da Saúde; Estatuto da Criança e do Adolescente (ECA).

Na adolescência, a pressão social se intensifica, direcionando o jovem para algumas metas de forma mais autoritária do que na fase da infância. Ele é cobrado a fazer escolhas definitivas; ao mesmo tempo, são impostos caminhos rígidos, do ponto de vista profissional e pessoal, dificilmente alcançáveis, reproduzindo as desigualdades sociais. Dos adolescentes mais pobres, espera-se que ingressem rapidamente no mundo do trabalho; dos adolescentes mais favorecidos, que se preparem para adquirir competitividade para esse ingresso, prolongando o tempo de entrada no mundo do trabalho.

No entanto, independente das influentes diferenças sociais, há algo comum na relação do adolescente com a sociedade contemporânea: Todos sofrem, de forma mais ou menos aguda, um bloqueio, e por meio de estratégias não tão sutis, há um cerceamento de suas formas de expressões e de sua capacidade de sonhar e de se rebelar, bem como o empobrecimento de sua rede de relações sociais, considerado por Vygotsky uma nova e superior forma de atividade intelectual. O embotamento da capacidade de pensar de forma abstrata, segundo Vygotsky, estimula, com a ajuda da fantasia, algumas imagens irreais, o que pode levar o adolescente a concentrar sua vida emocional intensa e seus desejos, exclusivamente, na fantasia.* Um dos principais sofrimentos na atualidade é a dificuldade de alcançar e manter o primeiro emprego, que aumenta conforme se desce na escala social.

A família é uma das intermediárias do sofrimento imposto ao adolescente, estabelecendo com ele uma relação ambígua que oscila entre tratá-lo como criança e exigir-lhe responsabilidade de adulto, o que pode ser uma das motivações do seu afastamento da família e da busca de diferentes formas de sociabilidade com os pares.

O grupo, segundo estudiosos,** torna-se o lugar no qual o adolescente pode se encontrar com pessoas nas mesmas condições e ao não se sentir negado como sujeito, consegue alcançar seu próprio valor. Esses encontros podem ser duradouros, esporádicos, repentinos, face a face, por telefone e, atualmente, virtuais, por meio de blogs e chats.

---

* Ver mais em Veiga.[3]
** Sobre as ricas manifestações de sociabilidade, de formas coletivas e grupais de relacionamento, ver Spósito[5] e Berzin.[2]

O adolescente tenta libertar-se das convenções sociais que bloqueiam as bases da liberdade, da criação e da contestação que o seu desenvolvimento psicológico e biológico potencializa. Como almeja livrar-se do intenso sofrimento gerado pelo impedimento de satisfazer as necessidades que a sociedade lhe impõe, como a de alcançar um emprego justo e com potencialidade de abertura de novos horizontes. Nesse afã libertário, ele pode concentrar suas motivações e desejos na fantasia, inclusive por meio das drogas, lançando-se por caminhos tortuosos de agressão a si e aos outros.*

O que se quer ressaltar neste texto é que a adolescência é um momento rico, ao mesmo tempo, de oportunidades e de riscos, e que Vygotsky tinha uma fé inabalável nas oportunidades de desenvolvimento do adolescente em direção a sua maior complexidade e criatividade, como também no papel da aprendizagem nesse processo.

Para esse psicólogo-educador, é falsa a ideia de atraso no desenvolvimento humano, porque ele não pode ser avaliado pelas habilidades ou falta delas no momento presente, mas deve ser analisado prospectivamente, pelo que ainda está em formação, pelo desenvolvimento potencial.[7] O que é saudável nessa fase da vida é a capacidade de abrir-se ao mundo, para novas experiências, conhecimentos e relacionamentos, com autonomia do pensar e potencial para expandir sua intensa vida emocional.**

É falsa também a ideia de que a aprendizagem depende do nível de desenvolvimento atingido pelo jovem. Ao contrário, os processos educativos devem ter por objetivo as potencialidades a serem desenvolvidas, direcionando-se não só para o que ele já pode fazer, mas também para as funções emergentes, para aquilo que é potencial no adolescente. A diferença entre os dois níveis é o que Vygotsky chama de Zona de Desenvolvimento Imediato.[7]

Por isso, o destaque que Vygotsky atribui à indissociabilidade entre o processo de aprendizagem e de desenvolvimento, à precedência do primeiro sobre o segundo e ao papel das relações interpessoais, ou de intersubjetividade, nos adolescentes, dentro e fora da escola. Uma con-

---

* Sobre uso de drogas entre os adolescentes, ver Berzin[2] e Souza.[6]
** Ver mais sobre essa concepção de comportamento saudável na adolescência em Veiga.[3]

cepção que atribui o papel de educador a todos, inclusive aos pares, que partilham do círculo cotidiano do adolescente e tenham capacidade de lhe disponibilizar novas habilidades, conhecimentos e experiências, com destaque na estética,[7] que configura sua forma de ser.[7]

Dessa forma, para potencializar o desenvolvimento do jovem, basta que se tenha um pouco mais de experiência e conhecimento que ele, clareza do que é saudável nessa fase da vida e muita fé no desenvolvimento humano em direção à liberdade e à felicidade.

Pensando e agindo assim, garantiremos não só o desenvolvimento do adolescente, mas também o crescimento da humanidade.

REFERÊNCIAS

1. Vygotsky LS. Obras escogidas. Madrid: Visor; 1991-1996.
2. Berzin J. O teatro e o adolescente em conflito com a lei: análise do sentido de uma proposta sócio-educativa [dissertação]. São Paulo: Pontifícia Universidade Católica de São Paulo, Programa de Psicologia Social; 2003.
3. Veiga DG. Aprender brincando [Internet]. Curvelo, MG: Centro Social Sopro de Vida; 2007. Disponível em: www.educacaoeparticipacao.org.br.
4. Netto NB. Suicídio: uma análise psicossocial a partir do materialismo histórico dialético. [dissertação]. São Paulo: Pontifícia Universidade Católica de São Paulo, Programa de Psicologia Social; 2007.
5. Sposito MP. Juventude: crise, identidade e Escola. In: Dayrell J, editor. Múltiplos olhares sobre educação e cultura. Belo Horizonte: UFMG; 1996.
6. Souza ASA. O sentido das drogas para o adolescente em situação de rua. [dissertação]. São Paulo: Pontifícia Universidade Católica de São Paulo, Programa de Psicologia Social; 2001.
7. Vygotsky LS. Psicologia pedagógica. São Paulo: Martins Fontes; 2001.

LEITURAS SUGERIDAS

Dias MDA. A saúde de trabalhadores jovens como indicador psicossocial da dialética exclusão/inclusão. Estudo de caso com jovens operários em indústrias de confecção [tese]. São Paulo: Pontifícia Universidade Católica de São Paulo, Programa de Psicologia Social; 2007

Freitas MTA. Vygotsky e Bakhtin: psicologia e educação, um intertexto. 4ª ed. São Paulo: Ática; 2007.

Sawaia BB. Introduzindo a afetividade na reflexão sobre estética, imaginação e constituição do sujeito. In: Da Ros SZ, Maheirie K, Zanella AV, editores. Relações estéticas, atividade criadora e imaginação: sujeitos e (em) experiência. Florianópolis: NUP/UFSC; 2006. p. 85-95.

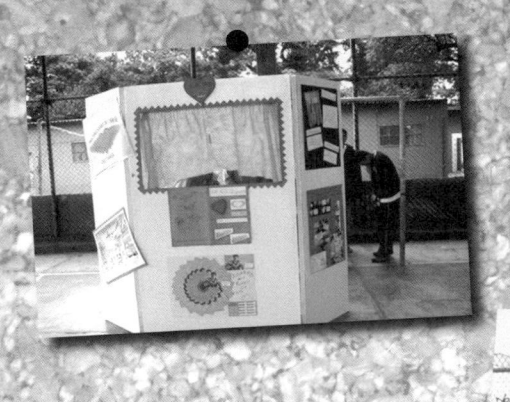
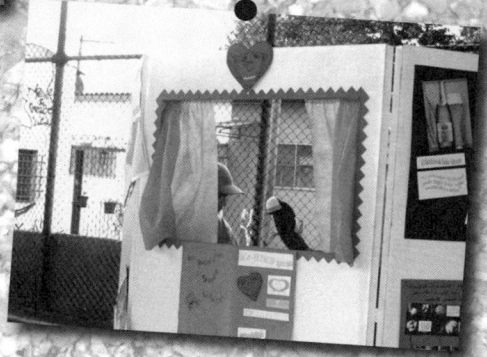
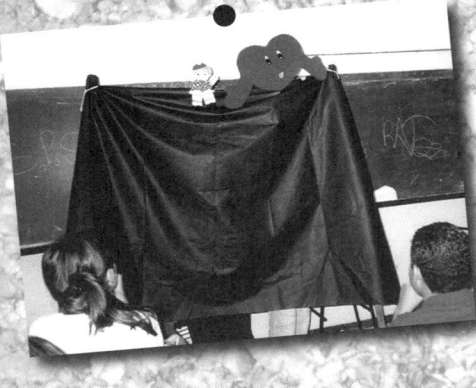
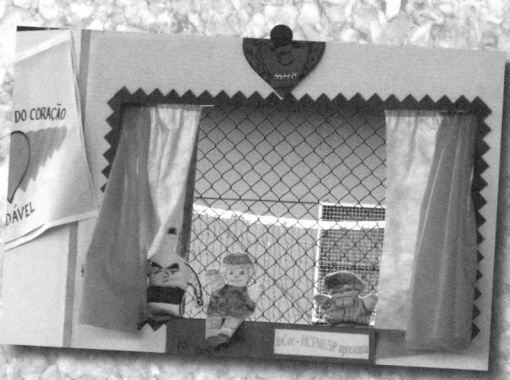

4

Optar pelo estilo de vida saudável na prevenção da doença cardiovascular

Inês Lancarotte
Rachel Zanetta

Neste capítulo, são apresentadas as informações científicas que definem a doença cardiovascular e seus fatores de risco – esse conhecimento é apresentado com a interposição do saber popular dos adolescentes relacionado a esses conceitos.

A Organização Mundial da Saúde (OMS) avalia o impacto social da doença cardiovascular ao observar que ela é a principal causa de mortalidade no mundo, perfazendo 30% de todas as mortes, ou 17,5 milhões de pessoas, dados estimados no ano de 2005.[1] Essa condição também se confirma no Brasil, com 32% das mortes observadas no ano de 2004,[2] e no Município de São Paulo, com 32,5% no período compreendido entre 2001 e 2004, onde 25% dos eventos ocorreram antes dos 60 anos de idade, com diferente distribuição pelos distritos da cidade, sendo maior nos distritos que não possuem serviço qualificado para o atendimento à saúde.[3,4]

A doença cardiovascular constitui a maior parte do grupo das doenças crônicas não transmissíveis, que se caracterizam por apresentar evolução lenta e silenciosa, com progressão sem manifestação clínica por anos ou décadas, até aparecerem sintomas variados, como mal-estar, cansaço, falta de ar, inchaço nas pernas e dor no peito. Essas manifestações clínicas acarretam graus variáveis de incapacidade, com dificuldades para os afazeres do dia a dia.[5]

Entre todas as doenças do sistema cardiovascular, o conjunto formado pela doença isquêmica do coração, doença cerebrovascular e doença hipertensiva é o principal responsável pelo elevado número de mortes. Essas doenças também são conhecidas como angina, infarto, derrame, acidente vascular cerebral e pressão alta, que se caracterizam por lesões do coração e dos vasos sanguíneos decorrentes do processo de aterosclerose, alterações nas paredes das artérias que acarretam obstrução parcial ou total do fluxo sanguíneo. Estrias gordurosas, constituídas por aglomerados de células com alto conteúdo de gorduras, são as primeiras alterações nas paredes das artérias. Elas começam a aparecer na camada íntima da artéria aorta aos três anos de idade, e nas artérias coronárias, durante a adolescência. Com a formação de tecido de cicatrização, essas alterações evoluem para placas fibrosas que são identificadas a partir dos vinte anos de idade. Com o passar do tempo, entre os trinta e quarenta anos, essas lesões podem progredir com calcificação, ulceração, necrose, hemorragia ou trombose, acarretando dificuldades para o fluxo sanguíneo e consequentes manifestações clínicas, como angina, infarto, derrame e pressão alta.[6]

No início do programa "Multiplicadores do Estilo de Vida Saudável", os adolescentes descreveram esses conceitos com linguagem própria:... "derrame é quando entope um pedaço da veia e ela explode dentro da gente, jogando sangue pra todo lado"... "meu avô teve infarto, ele tinha pressão alta, o doutor disse que ele podia ter tido um derrame"... "meu tio teve derrame e ficou na cama, nunca mais falou"...

As doenças cardiovasculares resultam da interação de diversos fatores – herança genética, estilo de vida e meio ambiente. Esses fatores conferem risco, ou seja, aumentam a probabilidade do aparecimento de doenças que conduzem à morte, com sofrimento das pessoas envolvidas e grandes prejuízos econômicos e sociais. O documento World Health Report identifica os dez maiores riscos à saúde, responsáveis por mais de um terço de todas as mortes no mundo, e recomenda o controle dos fatores de risco por meio de ações educativas, preventivas, curativas e de reabilitação.[7]

O marco histórico no conhecimento da doença cardiovascular foi o estudo iniciado em 1947, em Framingham, EUA, com a proposta de observar, a cada dois anos, durante 20 anos, os antecedentes de saúde pessoal e familiar, os hábitos de vida, os dados de exame físico, os exames de laboratório, os achados radiológicos, os resultados eletrocardiográficos de 6.000 pessoas, homens e mulheres entre 30 e 59 anos, que não apresentavam doença cardiovascular no momento da entrada no estudo.[8] Entre outras contribuições, o "Estudo de Framingham" conceitua os fatores determinantes da doença cardiovascular como fatores de risco, precedem a manifestação clínica da doença isquêmica do coração e estão associados com o aumento da sua ocorrência.[9] Além dos fatores biológicos, constituem fatores de risco cardiovascular: o comportamento pessoal com relação à saúde, os fatores psicossociais, a escolaridade, a renda, a ocupação, a condição de desemprego, a etnia e a moradia em área urbana.[10] A doença isquêmica do coração é o resultado de anos ou décadas de exposição a múltiplos fatores de risco.[11]

> ... "meu avô disse que eu tenho que me cuidar porque ele tem pressão alta e minha mãe tem e se eu não cuidar também vou ter"... "o pai do meu vizinho era pedreiro e teve de deixar de trabalhar porque o coração ficou fraco"... "em uma palestra o moço disse que todos eram responsáveis por suas doenças, principalmente as do coração e que é preciso cuidar do meio ambiente"...

Outra contribuição importante para o avanço do conhecimento sobre a doença cardiovascular é o Bogalusa Heart Study, iniciado em 1973, com a proposta de observar, a cada 4 anos, hábitos de vida, exame físico e exames de laboratório de todas as crianças na faixa etária de 5 a 14 anos nascidas em Bogalusa, EUA. Os trabalhos publicados a partir deste estudo mostram que os fatores de risco para as doenças cardiovasculares estão presentes em crianças e adolescentes que não apresentam sintomas, e que a identificação precoce desses fatores permite a prevenção do surgimento e da prematura morte decorrente da doença cardiovascular.[12] O estudo conhecido como PDAY, que envolveu 3.000 pessoas, entre 15 e 34 anos, que morreram em decorrência de diferentes causas externas, como acidentes e homicídios, confirma a presença das lesões da aterosclerose nas artérias de adolescentes e jovens adultos e conclui que os fatores de risco para a doença cardiovascular no adulto estão associados com lesões características da aterosclerose antes dos 35 anos de idade, determinando sua velocidade de progressão.[13]

Fatores de risco bem definidos são o histórico familiar de doença arterial coronariana, o aumento nos níveis de gordura no sangue, a hipertensão arterial, diabetes, a obesidade e os decorrentes do estilo de vida, como alimentação, sedentarismo e tabagismo.[14] O consumo elevado de bebidas alcoólicas traz risco para o desenvolvimento de hipertensão arterial, acidente vascular cerebral hemorrágico e cardiomiopatia.[15] Os comportamentos associados ao estilo de vida propiciam o aparecimento ou agravam estados de estresse, hipertensão arterial, obesidade e as alterações de concentração de insulina e colesterol no sangue, todos considerados fatores biológicos de risco passíveis de reversão. Além de serem fatores de risco para doença cardiovascular, a obesidade, o sedentarismo e o tabagismo também se associam com a morbidade e mortalidade por outras causas.

> ... "quem faz esporte não tem doença do coração, meu primo tem porque minha tia teve até que fazer cirurgia"..." eu não gosto de fazer atividade física, fico muito cansado, minha mãe disse que é porque nasci pequeno e minha avó disse que é porque ela não comia "... "quem tem doença do coração não pode fazer força, então não pode fazer atividade física"... "tem uns meninos que não gostam de fazer atividade física e algumas escolas não gostam e não dão atividade física e tem adolescente que gosta e participa dos campeonatos das escolas"...

As transformações socioeconômicas e a incorporação de tecnologia ocorridas nas últimas décadas alteraram de forma substancial a expectativa de vida e a maneira de viver. Nas regiões em desenvolvimento, como o Brasil, a industrialização e a urbanização, nas quais estilos de vida são caracterizados por maiores índices de sedentarismo, com a incorporação de dietas com maior quantidade de calorias e de sal, além de perdas de mecanismos tradicionais de suporte social estão associadas a um aumento do número de casos de doenças crônicas não transmissíveis.[16]

Ao mesmo tempo, as influências do mercado, particularmente pela televisão, induzem estilos de vida que, apresentados como modernos e desejáveis, nem sempre são recomendáveis para a saúde. O tempo gasto na frente da televisão se relaciona tanto com a ausência de atividade física como a fatores ligados a dinâmicas familiares e sociais, à indução de comportamentos e posturas não saudáveis.[17,18]

> ... "como comida saudável porque meu pai briga se não como, gosto de bala chiclete, pé de moleque, sorvete e pastel porque são gostosos e também porque comida todo dia enjoa e também porque doce é bom e comida com sal é ruim"... "minha vó disse que quando comemos com vontade a comida não faz mal, por isso doce e chocolate é bom, eu como com muita vontade, gosto muito"... "eu gosto de jogar, qualquer jogo, e correr com os colegas pra ver quem ganha"... "esporte é bom para tudo, desenvolve o movimento"... "a bebida deixa fazer o que quiser, acaba com o rancor, a gente é aceito pelo grupo que acha bonito e também é divertido, meu pai disse que quem bebe álcool tem doença do fígado"... "se os alimentos são bons, a bebida é um alimento por isso é bom, depois que fica velho tem doença do fígado, mas o médico disse pro meu vô tomar um cálice de vinho todo dia que ia ser bom pro coração, aí ele dá um pouco pra mim"... "minha mãe tem hipertensão e vai ao médico todo mês, ele disse pra ela que podia tomar um cálice por dia de vinho ou dois copos de suco de uva, aí ela faz suco todo dia e a gente também tem que tomar"...

O padrão atual de distribuição da doença cardiovascular se deve em grande parte ao comportamento das pessoas, remete aos seus hábitos e estilos de vida e mostra que a saúde nem sempre é devidamente valorizada nas escolhas individuais. Não apenas faltam informações, como também as opções individuais nem sempre são coerentes. Isso mostra a importância da divulgação de informações claras, mas ainda não é o suficiente. Os hábitos e estilos de vida das pessoas e das comunidades adquirem importância decisiva na definição das estratégias de educação e promoção de saúde. O primeiro passo é o reconhecimento precoce destes comportamentos de risco para, por meio de processos educativos dirigidos às crianças e adolescentes, intervir no sentido de reduzi-los ou extingui-los.[19] Neste contexto, o sedentarismo, a alimentação não saudável, o uso do cigarro e do álcool são fatores de risco vinculados às escolhas das pessoas e, por serem passíveis de modificação, foram escolhidos pela Unidade de Epidemiologia Clínica do InCor-HCFMUSP como os quatro pilares da responsabilidade individual, enfatizados nas iniciativas de promoção à saúde dos adolescentes.

Por ser uma responsabilidade individual, a promoção de saúde deve ser desenvolvida a partir do conhecimento preexistente. Assim, no início das atividades para a promoção de saúde com os adolescentes, era importante conhecer o que eles pensavam sobre doença cardiovascular e estilo de vida saudável, a fim de orientar as ações educativas com enfoque nos quatro pilares relacionados aos fatores de risco passíveis de reversão. Dessa forma, solicitou-se aos alunos da 5ª série do ensino fundamental de oito escolas que escrevessem textos sobre esses temas na forma de redações. A análise deste material orientou o desenvolvimento da intervenção educativa. Observou-se que os adolescentes possuem conhecimento dos malefícios do cigarro, que iniciam o hábito por incentivo do grupo e da mídia e que, por influência dos pais, pensam na doença pulmonar e no câncer de boca como malefícios do cigarro. A doença coronária aparece nos textos quando algum familiar acometido pela doença é orientado pela equipe de saúde a parar de fumar. Eles reconhecem a relação de dependência ao cigarro como uma droga, mas acreditam que conseguem parar por vontade própria.

> ... "os adolescentes pensam que o cigarro ajuda a relaxar, eu também acho que ajuda a relaxar e deixa a gente mais velho, e só depois de muito tempo dá câncer ou seu pulmão fica preto por causa da fumaça"..."o cigarro é uma droga que deixa os pulmões pretos, mau hálito, dentes amarelados, câncer e outras coisas ruins"... "ele contém nicotina, uma substância que deixa a pessoa dependente dela"... "quem não fuma, mas cheira a fumaça do cigarro também passa a ter alguns dos sintomas... quem faz isso é chamado de fumante passivo"... "que faz mal, faz, mas é bom e meu *brother* disse que é diferente da cocaína, que quando eu quiser posso parar"... "eu *bati bafo* com as figurinhas do maço do cigarro, é um barato as fotos, todo mundo torto, meu tio disse que aquilo também é porque a pessoa não come, usa droga e por isso ela morre"...

O consumo de alimentos saudáveis é apontado pelos adolescentes como uma obrigação determinada pelos pais. Eles entendem que os doces dão energia e, por isso, não devem fazer mal à saúde. Eles pensam também que devem comer apenas o que gostam, uma vez que comer é bom e dá prazer.

> ... "a batata frita é gostosa e deixa a gente satisfeito, minha mãe disse que batata frita todo dia é ruim pro coração, mas eu acho muito gostoso e ela faz"... "quem faz minha comida é minha avó que me obriga a comer legumes e carne porque meu

(continua)

(*continuação*)

> pai manda, é ruim"... "a gente devia poder comer só as coisas da cantina, que são bem gostosas... no domingo a gente já tem que comer em casa e lá tem alface, arroz, feijão"... "macarrão é bom, mas minha mãe disse que não pode comer todo dia porque engorda"... "bom mesmo é doce, frutas, às vezes quando tá muito calor"...

Os adolescentes reconhecem os malefícios do comportamento decorrente do uso da bebida alcoólica e as doenças relacionadas ao fígado. Eles afirmam que o álcool é bom porque deixa as pessoas alegres, auxiliando nos relacionamentos. Falam também que as palestras educativas que assistem têm como objetivo principal assustar a plateia, e comentam acerca da ingestão do vinho como sendo um fator protetor contra o desenvolvimento da doença do coração.

> ... "é legal beber, deixa todo mundo bem alegre, ajuda a gente se divertir, mas minha professora disse que quem bebe mata mais que quem não bebe quando esta dirigindo, isso eu já não sei"... "quando a gente bebe perde a fome por isso acho que é como comer,... minha mãe disse que se bebe e não come... fica bêbado"... "na avenida ali em cima, sempre tem batida de carro de madrugada, meu padastro disse que é porque os jovens bebem nas baladas"... "meu tio gosta de beber e minha tia fala que ele tem doença no fígado"...

Os adolescentes apontam os esportes olímpicos como a atividade física mais prazerosa. Eles acreditam que as aulas de educação física na escola não ajudam para a saúde do coração, mas que servem para que eles se distraiam com o jogo, que nem todos gostam. A caminhada é a referência que conhecem como prática preventiva de saúde, em geral como uma recomendação médica feita para alguém da família.

> ... "o médico da minha vó disse que ela tem que andar todo dia 30 minutos, que todo mundo deve andar...então ela me trás pra escola a pé, eu não gosto"...

(*continua*)

(*continuação*)

> "atividade física é praticar futebol, basquete, vôlei, futsal, judô, karatê, natação, tudo o que tem na olimpíada... mas só que tem que treinar muito... fazer só de vez em quando, como aqui na escola não adianta... eu acho!"... "tem esporte que é pra queimar a gordura, esse é bom pro coração, e tem outro que é pra ficar sarado esse é que é o legal, o da academia."... "fazer ginástica cansa muito e deixa a gente doida... eu não gosto, não acho que o que doi faz bem"...

O caminho a ser percorrido é longo, e grande é o esforço a ser despendido na construção dos pilares de uma comunidade mais saudável e com menos doenças cardiovasculares.

REFERÊNCIAS

1. World Health Organization. Cardiovascular diseases [Internet]. Geneva: WHO; c2010. [capturado em 2010 Jul 12]. Disponível em: http://www.who.int/topics/cardiovascular_diseases/en/
2. Ministério da Saúde/SVS. Sistema de Informações de Mortalidade 2004 [Internet]. Brasília: Ministério da Saúde/ RIPSA; c2010. Disponível em: http://tabnet.datasus. gov.br/cgi/tabcgi.exe?idb2006/c04.det
3. Brasil. Prefeitura do Município de São Paulo. Programa de Aprimoramento das Informações de Mortalidade no Município de São Paulo (PRO-AIM), período 2001-2004. http://ww2.prefeitura.sp.gov.br//cgi/deftohtm.exe?secretarias.saude/TABNET (acessado em 18-09-07).
4. Secretaria Municipal da Saúde. PRO-AIM nº 43 / 2002; doenças do aparelho circulatório, mortalidade precoce e desigual [Internet]. São Paulo: Prefeitura de SãoPaulo/Saúde; c2010. [capturado em 2010 Jul 12]. Disponível em: http://www.prefeitura.sp.gov.br/cidade/secretarias/saude/publicacoes/index.php?p=8341
5. Silva Junior JB, Gomes FBC, Cezário AC, Moura L. Doenças e agravos não transmissíveis: bases epidemiológicas. In: Rouquayrol MZ, Almeida Filho N. Epidemiologia e saúde. 6ª ed. Rio de Janeiro. Medsi; 2003. p. 289-311.
6. Strong JP, McGill HC. The pediatric aspects of atherosclerosis. J Atheroscler Res. 1969 May-Jun;9(3):251-65.
7. World Health Organization. The world health report 2002 : reducing risks, promoting healthy life.]. Geneva: WHO; c2010. [capturado em 2010 Jul 12]. Disponível em: http://www.who.int/whr/2002/en/index.html
8. Dawber TR, Meadors GF, Moore FE Jr. Epidemiological approaches to heart disease: the Framingham Study. Am J Public Health Nations Health. 1951 Mar;41(3): 279-81.
9. Kannel WB. Contributions of the Framingham Study to the conquest of coronary artery disease. Am J Cardiol. 1988 Nov 15;62(16):1109-12.

10. Kaplan GA, Keil JE. Socioeconomic factors and cardiovascular disease: a review of the literature. Circulation. 1993 Oct;88(4 Pt 1):1973-98.
11. Kuulasmaa K, Tunstall-Pedoe H, Dobson A, Fortmann S, Sans S, Tolonen H, et al. Estimation of contribution of changes in classic risk factors to trends in coronary-event rates across the WHO MONICA Project populations. Lancet. 2000 Feb 26;355(9205):675-87.
12. Wattigney WA, Webber LS, Srinivasan SR, Berenson GS. The emergence of clinically abnormal levels of cardiovascular disease risk factor variables among young adults: the Bogalusa Heart Study. Prev Med. 1995 Nov;24(6):617-26.
13. Strong JP, Malcom GT, McMahan CA, Tracy RE, Newman WP 3rd, Herderick EE, et al. Prevalence and extent of atherosclerosis in adolescents and young adults: implications for prevention from the Pathobiological Determinants of Atherosclerosis in Youth Study. JAMA. 1999 Feb 24;281(8):727-35.
14. Castelli WP. Epidemiology of coronary heart disease: The Framingham Study. Am J Med. 1984 Feb 27;76(2A):4-12.
15. Regan TJ. Alcohol and cardiovascular system. JAMA. 1990 Jul 18;264(3):377-81.
16. Reddy KS. Cardiovascular diseases in the developing countries: dimensions, determinants, dynamics and directions for public health action. Public Health Nutr. 2002 Feb;5(1A):231-7.
17. Villela AL. O movimento "Desligue a TV". In: Taddei JAAC, editor. Jornadas científicas do NISAN: núcleo interdepartamental de segurança alimentar e nutricional 2004-2005. Barueri: Minha Editora; 2007. p.217-28.
18. Barciotte M, Badue AFB. Educação nutricional, mídia e novas relações de consumo: uma visão ética e responsável. In: Taddei JAAC, editor. Jornadas científicas do NISAN: núcleo interdepartamental de segurança alimentar e nutricional 2004-2005. Barueri: Minha Editora; 2007. p. 182-201.
19. McCrindle BW. Cardiovascular risk factors in adolescents: relevance, detection, and intervention. Adolesc Med. 2001 Feb;12(1):147-62.

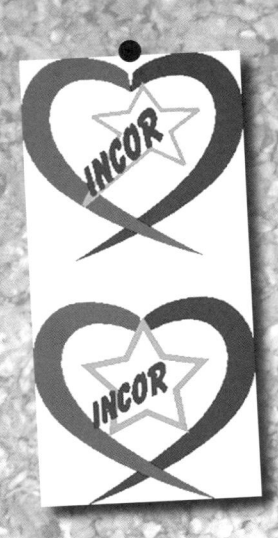

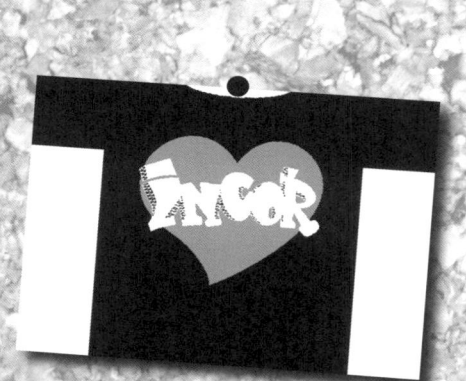

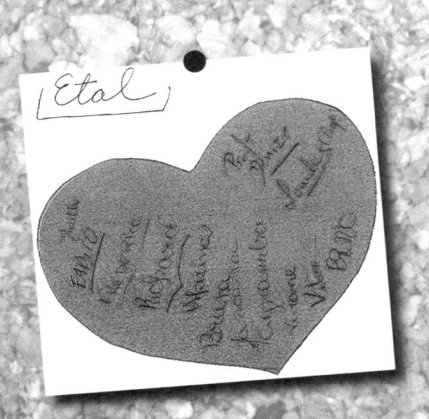

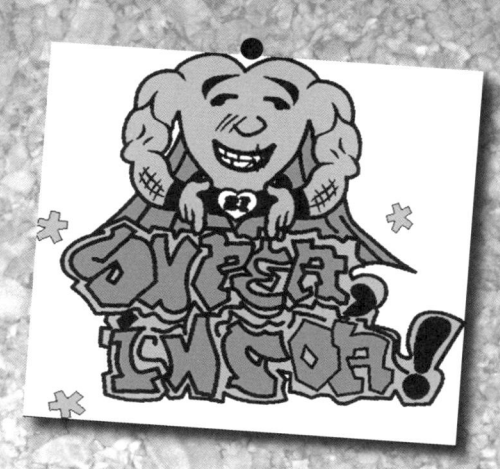

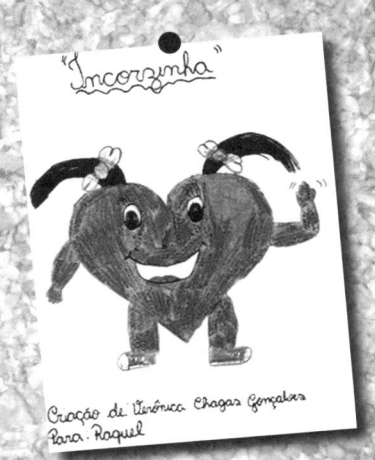

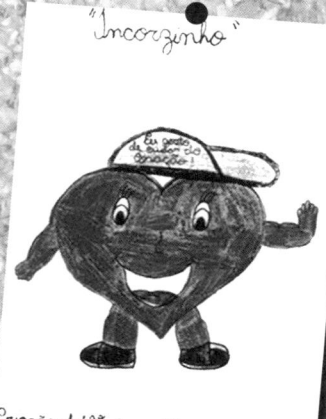

5

Escola como ambiente propício para promoção de saúde

Maria de Lourdes Carvalho Fernandes
Ester Galesi Gryga
Denize Julião dos Anjos
Maria Conceição Mucheroni

Uma sociedade que pretende ter um bom e contínuo desenvolvimento, seja social, econômico ou cultural, deve se preocupar com a saúde e a qualidade de vida de sua população. É direito de toda a comunidade ter acesso às informações que permitam uma vida saudável, uma apropriação dos conhecimentos científicos desenvolvidos em benefício da saúde, bem como uma integração social que beneficie a convivência ética entre seus cidadãos.

Um dos principais problemas de saúde na sociedade atual é decorrente das doenças cardiovasculares.[1] Nesse sentido, é importante atuar em prevenção, isto é, desenvolver práticas de divulgação das informações sobre hábitos saudáveis para o corpo com o objetivo de evitar e retardar as doenças do coração, pois elas causam sofrimentos e impõem situações de dependência e improdutividade social.

Nesse programa de prevenção, o Estado é uma instituição importante, que atua investindo em projetos e parcerias com outras instituições que compartilhem do mesmo objetivo de prevenir a população em relação às doenças. Neste propósito, as instituições públicas podem ter um ganho referente aos gastos com a saúde pública e com o sistema previdenciário, uma vez que muitos cidadãos ficam impossibilitados de continuar a produzir socialmente em consequência dessas doenças.[1]

Porém, essas ações devem buscar uma participação espontânea, que responda às expectativas dos projetos por meio da aquisição de uma consciência crítica. Lefèvre[2] reflete sobre a diferença entre educação em saúde e promoção em saúde. Ele ressalta que a educação parte do pressuposto de transferir conhecimentos preestabelecidos e doutrinar. Ressalta também que a promoção em saúde se preocupa com a difusão das informações sobre a prevenção de doenças, trazendo em seu conceito, não a condução de conhecimentos preestabelecidos por especialistas à população "desinformada", mas o estabelecimento de um diálogo que informa por meio de uma terminologia compreensível. Essa prática pedagógica proporciona ao cidadão o fortalecimento da sua capacidade de tomar decisões conscientes em benefício de seu bem estar e da comunidade à qual pertence.

Entre as ações desenvolvidas com o objetivo de difusão das informações referentes ao estilo de vida saudável, a educação estruturadamente organizada, por meio das escolas públicas, em parceria com instituições de saúde, pode trazer resultados satisfatórios à melhoria de qualidade de vida da população, possibilitando mudanças positivas nos hábitos e costumes que visam a diminuição das chances de ocorrência dessas doenças. A instituição de ensino público é um potencial existente para essas ações, pois sua estrutura abrange as diversas localidades que constituem a comunidade. As escolas públicas de São Paulo concentram um número elevado de crianças e adolescentes provenientes da população, em geral, com hábitos alimentares e de consumo diversificados.

Nesse sentido, respeitando as tradições de cada criança, família e comunidade, é possível estabelecer um diálogo sobre a importância da alimentação saudável e equilibrada, bem como sobre o benefício de atividades físicas e do prejuízo causado pelo consumo de álcool e tabaco, objetivando estimular a reflexão sobre os temas, e divulgar as informações existentes, socialmente produzidas. Além disso, a realização de um trabalho dessa natureza na escola, contemplando crianças e adolescentes, tem alcance no cotidiano familiar e em suas respectivas comunidades, uma vez que, apropriando-se das informações, esses jovens são difusores do conhecimento em seu círculo de relações.

As instituições que empreenderem estes objetivos e práticas, estará investindo na cidadania, já que é direito de toda criança ter "proteção à vida e à saúde, mediante a efetivação de políticas sociais públicas que permitam o nascimento e o desenvolvimento sadio e harmonioso, em condições dignas de existência"... "assegurando-lhes, por lei ou por outros meios, todas as oportunidades e facilidades, a fim de lhes facultar o desenvolvimento físico, mental, moral, espiritual e social, em condições de liberdade e de dignidade".[3] Por isso, um desenvolvimento físico e intelectual sadio requer, entre outras coisas, uma alimentação que proporcione todos os nutrientes necessários ao bom funcionamento do organismo, em horários, quantidades e qualidades adequadas às necessidades de seu crescimento.

Nesse objetivo de busca de uma vida saudável e prevenção de doenças, está a preocupação com o consumo de álcool e com o uso do tabaco. O adolescente pertence a um grupo que, pela própria característica da idade, possui certa vulnerabilidade em relação aos hábitos e consumos pouco saudáveis. Além dos meios de comunicação que possuem um poder de convencimento para intervenção à conduta de consumo, os jovens estão em uma fase de descoberta de sua autonomia em relação ao grupo familiar, fato que muitas vezes contribui para novas experimentações. Desse modo, ele precisa resistir, pela apropriação das informações sobre saúde,[4] às pressões que valorizam a moda, nem sempre saudável, como o consumo de cigarro, e de álcool ou até mesmo das drogas.

A realização de projetos junto às escolas possibilita maior divulgação de informações sobre saúde e é de extrema importância que o professor e a instituição desenvolvam ações que estimulem a consciência crítica em relação às decisões sobre o que consumir.

Essa busca por mudanças significativas para a melhoria de qualidade de vida e autonomia nas decisões pode ser estimulada por um método de trabalho no qual os alunos se envolvam na promoção e na execução de atividades de seu interesse. Esse método deve possibilitar a reflexão e a tomada de consciência sobre ações positivas e responsáveis, tendo em vista o desenvolvimento físico e intelectual, por meio da apropriação de informações sobre hábitos saudáveis de uma forma espontânea e prazerosa.

Quanto mais esse trabalho valorizar a iniciativa e a criatividade dos estudantes, atribuindo-lhes a responsabilidade pela elaboração de estratégias que objetivem divulgar e transmitir as descobertas e informações adquiridas, mais esses jovens terão autonomia nas decisões e possibilidade de atuar na comunidade em busca de benefícios para a qualidade de vida da sociedade.[4]

É importante valorizar o espaço profissional que promova parcerias dentro da estrutura atual do Estado, seja no ensino, na saúde ou no esporte, para aprimorar os conceitos e desenvolver projetos interdisciplinares e ações que propiciem o real avanço na busca do estilo de vida saudável.

Na educação, a grande responsabilidade de formar cidadãos conscientes e críticos é atribuída ao professor. Partindo-se do pressuposto de que, em sua caminhada, tenha adquirido grande diversidade de conhecimento, não somente na área em que se especializou, mas de forma ampla, com competência e amor ao que faz, o educador é aquele com o privilégio de tornar a sociedade mais humanizada e crítica.

"O lema é educar para a saúde e para um futuro participativo capaz de gerar a busca da qualidade...".[5] Assim, a escola torna-se um importante veículo na comunicação de informações necessárias à mudança de hábito.

No ano de 2002, a Unidade de Epidemiologia Clínica do InCor, com o apoio da Faculdade de Medicina da USP, iniciou o programa de Capacitação Docente para Formação de Agentes Multiplicadores na Prevenção de Doenças Cardiovasculares em algumas escolas públicas de São Paulo, lançando o Projeto Multiplicadores do Estilo de Vida Saudável, com o objetivo de difundir informações sobre a prevenção de doença cardiovascular na idade adulta, bem como a proposta de mudanças de hábitos entre os adolescentes, voltada para promoção de saúde e valorização da vida, como detalhado em outras partes deste livro. A participação das escolas contempladas com esse programa oportunizou elos de amizade, troca de convivência e reflexões. A experiência entre os professores e os alunos envolvidos permitiu um bom entrosamento interescolar.

O conceito de multiplicadores teve como proposta valorizar a autonomia dos participantes para o desenvolvimento das estratégias de divulgação dos conhecimentos adquiridos, incorporando a responsabilidade de intervir na sociedade, buscando a melhoria na qualidade de vida da sua comunidade, tornando-se, dessa forma, um propagador desse conhecimento, informando e orientando seus pares e familiares.

A escolha dos multiplicadores ocorreu conforme a característica de cada escola. Um exemplo interessante foi o da escola que optou pela escolha dos monitores de sala, espécie de "aluno elo" entre a gestão escolar e os interesses da classe. Esses alunos – líderes escolhidos pelos próprios colegas no início do período letivo – têm maior facilidade de aproximação e socialização entre os estudantes, o que, consequentemente, os tornava também membros legítimos de ligação entre seus pares no cotidiano escolar. Esta opção serviu como reflexão por ter garantido a participação democrática no processo de seleção dos multiplicadores, respeitando a indicação voluntária entre os próprios estudantes.

Para contar um pouco a respeito da experiência de participar deste processo, relatamos as várias atividades desenvolvidas durante esse período, que partiram de conhecimentos ora fornecidos, por meio de apostilas, pela equipe técnica da Universidade, ora pesquisados pelos professores e alunos multiplicadores. Algumas vezes foram feitos debates a partir de problemas propostos pelos professores, ou por dúvidas surgidas entre os estudantes multiplicadores. Todo esse trabalho gerou ações e práticas de divulgação e transmissão de informações, em que os estudantes adotaram diversas estratégias, como: composições visuais, slogans, cartazes e painéis para divulgação, conscientização e fixação das informações debatidas, elaboração de jogos da memória, de dados, gincanas, música e teatro de marionetes para uma posterior divulgação junto a seus pares. Esses estudantes participaram em todas as atividades da escola, informando, demonstrando, esclarecendo, envolvendo-se, convidando e procurando envolver a comunidade na prática do estilo de vida saudável, especialmente quanto aos malefícios do uso do álcool e do cigarro e os benefícios da alimentação adequada e prática regular de atividade física. Isso incentivou aqueles que ainda não estavam envolvidos a se interessarem pelas orientações trabalhadas no projeto.

Outro ponto que chamou a atenção e que auxiliou na reflexão foi o registro de todo o processo por meio da elaboração de portfólios pelos professores, feitos, em alguns momentos, de forma individual, e, em outros, em grupo. Esse método de registro foi fundamental, tanto para recuperar o desenvolvimento do trabalho como para auxiliar na própria formação dos professores e identificar os elementos que dificultavam o desenrolar das atividades. Por meio dele, muitas reflexões e discussões foram possíveis, caso contrário se perderiam pela ausência de anotações dos acontecimentos.

A elaboração de um símbolo dos multiplicadores se constituiu em atividade destacada no processo de multiplicar e difundir a informação.

Um coração vermelho, com as indicações "Multiplicadores do coração saudável", esteve sempre presente nas atividades desenvolvidas por um dos grupos, seja nos momentos de produção, ou de divulgação de novas informações. Ele conferiu ao cotidiano da escola uma simbologia própria da existência do projeto, indicando a multiplicação de novos conhecimentos. Atuou também como uma chamada subjetiva da existência dos multiplicadores para informar e dialogar sobre saúde, atraindo o movimento discente e docente em direção ao projeto.

O resultado das ações educativas por alunos multiplicadores atende às expectativas de programas de natureza preventiva, pois se observou participação, integração, companheirismo e eficácia na aplicação dos conteúdos, tornando os alunos partícipes e responsáveis pelo processo.

"A construção ética na educação se faz através da formação de indivíduos reflexivos, autônomos, comprometidos com os valores que lhe permitam alcançar seus objetivos sem ferir os valores do outro".[6] Dessa forma, as escolas que já eram participantes do projeto deram continuidade com os alunos da fase anterior, valorizando a aprendizagem e a experiência para contribuir e aprimorar o trabalho de informação e conscientização dos pares, ou seja, dos colegas que nesta nova fase se tornariam multiplicadores.

A estratégia colocada em prática por uma das escolas foi ampliar seus conhecimentos sobre prevenção cardiovascular relacionado ao estilo de vida e seu impacto sobre a comunidade escolar. Na busca de alternativas para a superação das dificuldades, estímulo à pesquisa e envolvimento da comunidade escolar, iniciou-se o trabalho a partir do diálogo entre o corpo docente e alguns alunos, utilizando um questionário aplicado com as turmas, com o objetivo de conhecer a realidade dos hábitos da comunidade. Esse diálogo foi ampliado por meio da utilização de cartazes, elaborados pelos próprios alunos, expostos no mural da escola para divulgar as contradições entre o comportamento habitual e o desejável para se ter uma vida saudável.

A professora de Língua Inglesa procurou, em um primeiro momento, envolver seus alunos, utilizando a temática do projeto como fio condutor e estímulo da interação entre eles, com o objetivo de facilitar o aprendizado da língua inglesa. Ela incluiu a elaboração dos menus de alimentação familiar da semana, junto ao seu conteúdo programático, para ampliar os conhecimentos que envolvem o objeto de estudo do projeto de educação em saúde. A identificação do tipo de alimentação e estilo de vida dos alunos e familiares facilitou o desenvolvimento da continuidade do processo.

Entre as dificuldades e barreiras enfrentadas, destacam-se a não coincidência do início do projeto com o início do período letivo, a alta rotatividade do corpo docente, a interrupção no período das férias, a desistência de alguns alunos multiplicadores, a falta de disponibilidade de tempo para as reuniões e atividades com os pares.

A flexibilidade no enfrentamento das dificuldades e a reavaliação periódica das atividades foram elementos fundamentais para o desenvolvimento adequado do processo, como o observado por outros autores:

> O processo pelo qual passamos viabiliza a constante reflexão de nossa ação como agentes educacionais. Cada encontro, com sua forma específica, crítica e criativa, resgata-nos a base do conhecimento e sua função no processo coletivo para a construção ampla do saber, estimulando e redefinindo formas de alcançar as necessidades do cotidiano, traçando, assim, um perfil da sua importância como facilitador e indicativo da construção real do aprendizado.[7]

As dificuldades foram ultrapassadas ou desviadas, buscando novas alternativas e estratégias para alcançar o objetivo do projeto vinculado às demandas da comunidade. O ideal da comunidade envolvida propiciou o crescimento com a construção de novas metas, em novos eixos, com ênfase em:

- processo interativo e reflexivo;
- participação colaborativa contrapondo-se à rigidez hierárquica;
- postura crítica e de respeito à autonomia;
- professor como elo da ação pedagógica e análise do processo;
- capacitação no espaço e horário de serviço;
- transformação prática da realidade existente;
- parceria entre Escola e Universidade.

Com essas premissas, parte dos docentes estimulados e comprometidos procurou parceria e envolvimento dos colegas para a continuidade do processo, com a observação do quanto esse trabalho também poderia ser importante para a saúde do corpo docente da escola. Por meio do relato dos professores, foi identificado que alguns deles passaram a cuidar mais da alimentação e do próprio estilo de vida, bem como passaram a observar como muitos colegas procedem na preservação da própria saúde. Apesar da alimentação não muito adequada ao estilo de vida saudável, a maioria dos professores de uma das unidades deixou o hábito de fumar.

O "Projeto Multiplicadores" só pôde obter sucesso pela oportunidade que as unidades escolares proporcionaram aos professores e alunos em relação à disponibilidade de tempo e espaço para os encontros e o desenvolvimento das atividades, ampliando a participação dos alunos, permitindo o aprendizado de forma prazerosa e espontânea, em reuniões extraclasse, diferenciadas do cotidiano escolar. A valorização das relações humanas, as reflexões, a livre exposição de opiniões, a construção de argumentações e a autonomia na realização do trabalho coletivo proporcionaram aos alunos a oportunidade de enfrentar os desafios, buscar soluções e conduzir o processo de aprendizado.

A aplicação deste projeto despertou entre as comunidades partícipes uma nova conscientização sobre estilo de vida e suas consequências para a saúde. Constatou-se que o grupo, quando motivado, produz resultados além das expectativas, repercutindo no ambiente familiar. Projetos dessa natureza facilitam a preparação dos jovens no que se refere à cidadania e o cuidado com a própria saúde.

A experiência vivida neste projeto contemplou a preocupação das escolas em desenvolver atividades valorizando os temas transversais propostos pelos Parâmetros Curriculares Nacionais (PCNs),[8] incluindo todas as áreas do conhecimento em um diálogo que revela os principais fundamentos e especificidades de cada uma. Uma conquista escolar desse porte possibilita que os estudantes reflitam sobre os conceitos disciplinares e realizem suas conexões, atitudes que poderão lhes auxiliar na construção de estratégias adequadas para a solução de problemas em situações específicas de seu cotidiano. Ao agir assim, a escola proporciona a produção do conhecimento, e não simplesmente a sua absorção, e atua no compromisso de oferecer um ensino de qualidade que favoreça o protagonismo do jovem estudante.

REFERÊNCIAS

1. Singer P, Campos O, Oliveira EM. Prevenir e curar: o controle social através dos serviços de saúde. 3ª ed. Rio de Janeiro: Forense Universitária; l988.2. Lefèvre F. Educação, promoção e tomada de decisão em saúde. Jornal da USP, 31 out. 1999.
2. Lefèvre F. Educação, promoção e tomada de decisão em saúde. Jornal da USP. 1999.
3. Presidência da República. Estatuto da Criança e do Adolescente (ECA). Lei nº 8.069 de 13 de julho de 1990 [Internet]. Brasília: Ministério da Justiça/Casa Civil; 1990. [capturado em 2010 Jul 12]. Disponível em: https://www.planalto.gov.br/ccivil_03/leis/l8069.htm
4. Nobre MRC, Domingues RZL, Sawaia BB, Lancarotte I. Ação multiplicadora para educação em saúde nas escolas. In: Taddei JAAC, editor. Jornadas científicas do NISAN: núcleo interdepartamental de segurança alimentar e nutricional 2004-2005. Barueri: Minha Editora; 2007. p. 203-16.
5. Faculdade de Medicina da Universidade de São Paulo. INCOR/HC. Paradigmas em saúde e atividade física. São Paulo. Relatório não publicado.
6. Rasia RS. Diálogo: a concepção de valores nas atividades cotidianas [Internet]. Rio de Janeiro: Rio Total; c2010. Disponível em: http://www.riototal.com.br/escritores-poetas/expoentes-024.htm
7. Abdalla MFB. A Pesquisa-ação como instrumento de análise e avaliação da prática docente. Ensaio Aval Polit Públ Educ.2005 Jan-Jul/Set;13(48):383-400.
8. Ministério da Educação e Cultura. Secretaria de Educação Fundamental. Parâmetros curriculares nacionais: terceiro e quarto ciclos: apresentação dos temas transversais. Brasília: MEC/SEF; 1998.

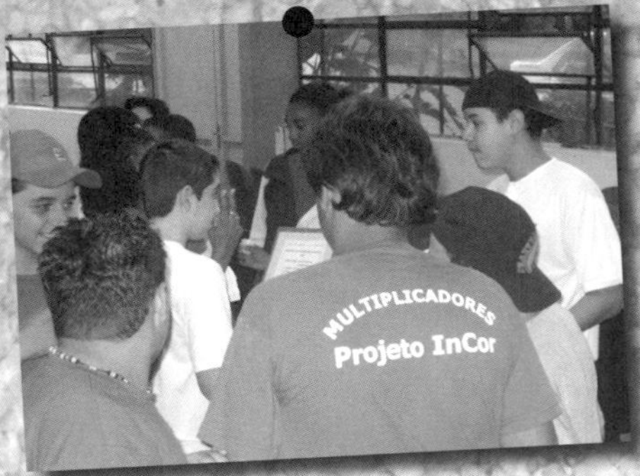
MULTIPLICADORES
Projeto InCor

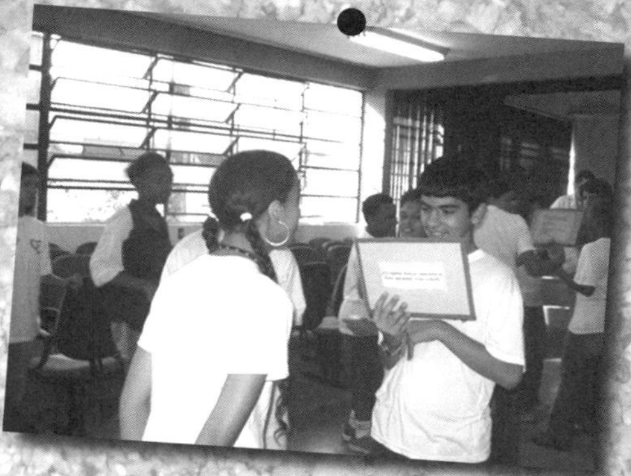

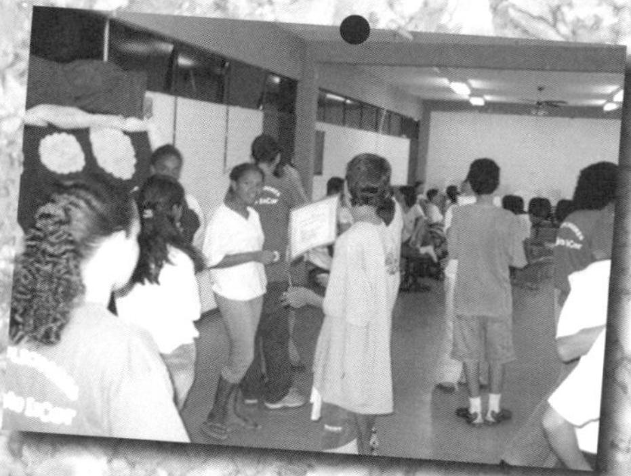

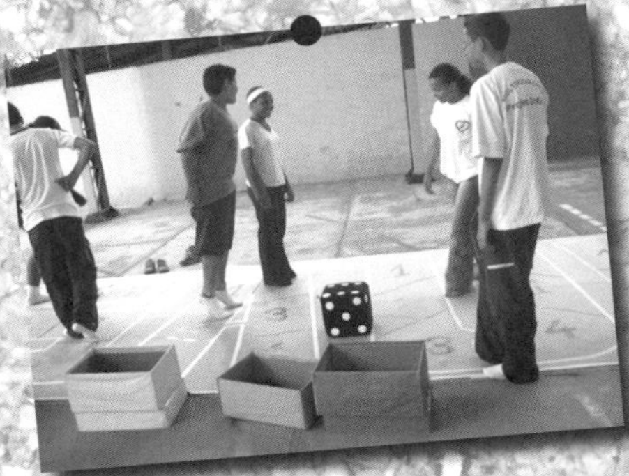

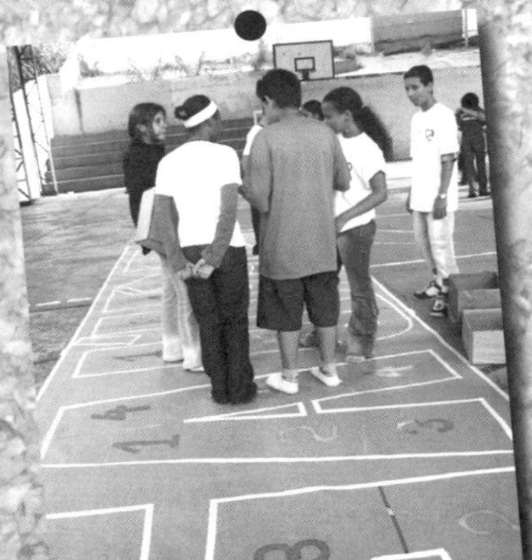

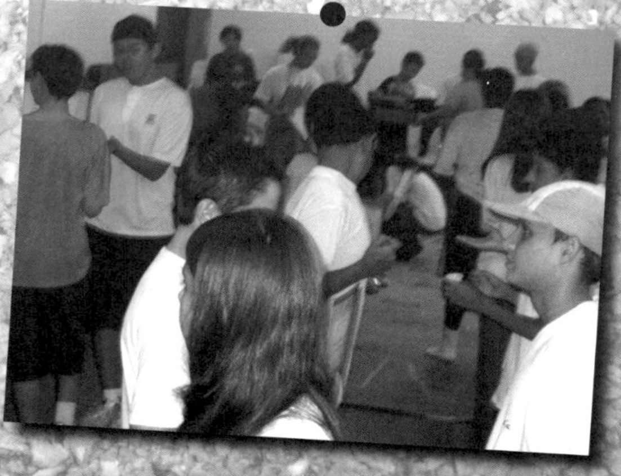

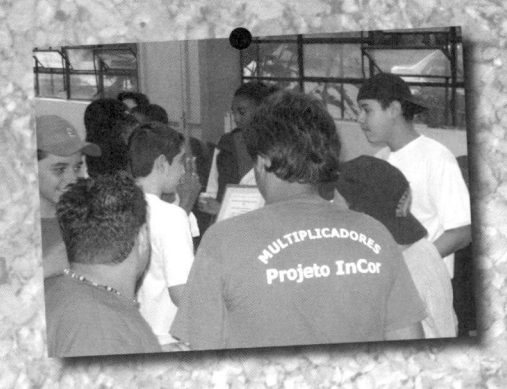

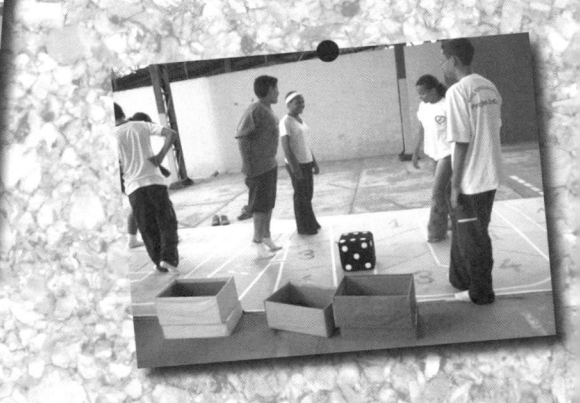

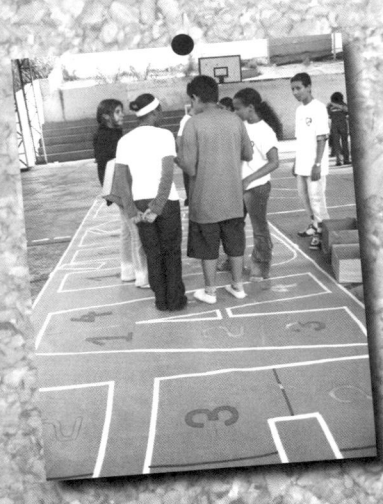

6

Limites e possibilidades de ação preventiva nas escolas públicas

Rachel Zanetta
Paulo Henrique de Araújo Guerra

Este capítulo tem como objetivo principal relatar as experiências e as conclusões dos professores participantes desse projeto de pesquisa descritas no relatório final apresentado à Fundação de Amparo a Pesquisa do Estado de São Paulo (Fapesp), em meados de 2007, resultante da análise dos portfólios individuais dos professores utilizados pela equipe de pesquisa para a análise do processo como instrumento de coleta de dados. Cabe ressaltar que a análise do relatório foi elaborada pelos professores após a leitura conjunta de seus portfólios com a participação da equipe de pesquisa que refletiu sobre os dados para a conclusão.

Na pesquisa, são confrontados os diversos aspectos positivos e negativos durante o seu período de intervenção em escolas públicas estaduais da cidade de São Paulo, com destaque para as atividades de capacitação, com o objetivo de avaliar os limites e as possibilidades de ação nas escolas públicas para programas de prevenção de doença cardiovascular na adolescência.

O diálogo estabelecido com os professores na fase de capacitação utilizou métodos pedagógicos que possibilitassem vivência e interatividade ao abordar os temas sobre estilo de vida saudável, alimentação, tabagismo, consumo de álcool, atividade física e prevenção cardiovascular, além das dinâmicas de grupo e técnicas motivacionais para mudança de hábito com o objetivo de abordar e refletir sobre as experiências individuais, auxiliados por um material pedagógico de apoio visual com informações sob os hábitos adquiridos por estímulos sociais e cultura familiar de responsabilidade individual.

A primeira etapa do trabalho ocorreu durante quatro encontros com diferentes atividades, entre elas uma ação de motivação e apropriação com o auxílio do jogo "O Construtor", que teve por objetivo a construção da escola ideal, "dos sonhos", às vistas dos professores, de modo que, nessa escola idealizada, o projeto pudesse ser viável, no campo das possibilidades e da realidade. Durante essa atividade, os objetivos e a sistemática do projeto foram exposto pela equipe técnica da universidade, com a indicação de que eles, professores, seriam os grandes protagonistas do planejamento e das ações em suas unidades escolares, bem como a indicação de que em caso contrário, sem o envolvimento e a participação efetiva, o projeto não sairia do campo das idealizações. Este trabalho resultou na primeira ação efetiva do projeto: o reconhecimento de que pertenciam e podiam ter voz nas unidades de ensino em que trabalhavam.

A segunda ação resultou em outro aspecto observado por eles nesta atividade: a análise sobre os próprios hábitos, principal ponto para reflexão e busca por uma melhor atuação nas ações a serem desenvolvidas nas escolas, oferecendo conceitos importantes para a aquisição de um olhar favorável à incorporação de hábitos saudáveis, visto que identificaram seus hábitos não saudáveis, reconheceram o início e a causa da sua manutenção, bem como a dificuldade em modificá-los.

Dessa forma, a construção da escola ideal refletia o espaço dos fumantes, a cantina, a sala dos professores como lugar de descanso, os períodos na escola fora de aula, o sedentarismo e a alimentação no cotidiano e as relações estabelecidas entre os diferentes atores presentes no cotidiano da unidade escolar.

Nas diversas manifestações ocorridas durante as atividades, chama a atenção a posição dos professores quanto à expectativa de uma relação tutelar com intervenções, planejamentos e ações externas, ou seja, uma necessidade inicial de que a universidade ofereça o conhecimento prévio pronto para ser aplicado, cabendo-lhes apenas o aspecto operacional do processo. Contrapondo-se ao reconhecimento de que este fator é uma das causas que conduz a uma baixa efetividade das ações nas escolas em propostas desta natureza, uma vez que, em muitos casos, essas intervenções externas privilegiam uma ação sobre um todo distante das demandas específicas da comunidade, levando os professores a desconfiar e a se desinteressar pela operacionalização na manutenção dessas intervenções externas. Dessa forma, pensar a atividade a partir da realidade de cada unidade de ensino foi outro fator reconhecido como motivador, uma vez que as peculiaridades da comunidade escolar e extramuros era observada e respeitada.

As questões abordadas nas quatro encontros foram as seguintes:

- por que educar em saúde;
- o papel social do agente multiplicador e seus pares;
- a importância das técnicas de dinâmica de grupo na transmissão do conhecimento;
- estímulos, mitos e verdades sobre a doença cardiovascula;
- o porquê do exercício respiratório e do alongamento durante as atividades pedagógicas;
- a atividade física na escola;
- risco epidemiológico;
- riscos associados ao estilo de vida;
- fator de risco para doença cardiovascular;
- fumo;
- papel do álcool no binômio saúde-doença;
- dieta alimentar saudável;
- benefícios da atividade física;
- aprendizado integrado do conteúdo sobre ingestão calórica, gasto energético e massa corporal;
- hipertensão arterial;
- aterosclerose;
- doença coronária.

A cada atividade, uma avaliação por questões abertas em atividade dialógica e auxílio de técnicas de representação era feita para concluir os conceitos sobre a influência das crenças, dos valores culturais, as atitudes e as variáveis psicossociais relacionadas aos temas e riscos associados no desenvolvimento de doenças cardiovasculares.

Os pesquisadores traçaram as estratégias para o planejamento da pesquisa, em que as escolas participantes deveriam determinar como trabalhariam dentro de três prerrogativas: uma que enfocasse a ação utilizando estratégias que pudessem envolver o conteúdo programático dos professores, pertencentes às orientações curriculares de ensino, com o olhar da prevenção cardiovascular, outra em uma ação dialógica entre os professores e, por fim, a que utilizasse a ação multiplicadora entre pares, segunda etapa do trabalho.[1]

O portfólio foi escolhido como um meio de exercitar constantemente questões do tipo: Faça! Comente! Critique! Reconheça seu conhecimento preexistente! Reconheça se ocorreu ou não aprendizagem cognitiva, de habilidades, de atitudes! Reflita! Faça conexão com outras atividades das quais participa! Realize uma leitura crítica do projeto na sua escola! Esse exercício foi feito durante todo o desenvolvimento para a avaliação do processo pós-capacitação.[2]

As respostas obtidas nas três escolas públicas participantes desta fase revelaram que temas e práticas de educação em saúde são trabalhados de maneira fragmentada e sem linearidade. Em alguns casos, são auxiliados por instituições externas que desenvolvem palestras e intervenções, ou ações independentes de alguns professores contidas no planejamento de aula das disciplinas de ciências, biologia, língua portuguesa e educação física. Isso ocorre sem haver um elo interdisciplinar, fugindo à orientação das Leis de Diretrizes e Bases da Educação Nacional (LDB), que tem a Saúde como tema transversal.

A prática dialógica[3] favoreceu a reflexão sobre as situações vividas e observadas dentro do processo como um todo, viabilizou a crítica e encaminhou a possibilidade da interdisciplinaridade na formulação e na operacionalização das propostas sobre os temas. O distanciamento entre as disciplinas, que foi reconhecido nos planos de trabalho, diminuiu no planejamento dos temas complementares, o que mostrou um avanço na construção do eixo interdisciplinar A visão de que os temas de educação em saúde devem ser trabalhados de maneira contínua e progressiva para a obtenção de resultados positivos e de maior abrangência começa a ser notada nas reuniões do grupo. Os professores diziam que a relação interdisciplinar é vista de forma positiva frente às dificuldades destas escolas com outros projetos que não desenvolvem intervenções que privilegiam o aluno para o conhecimento reflexivo em direção à tomada de decisão, necessária quando se fala em hábitos saudáveis, bem como conhecimento do benefício da prática regular de atividade física, da alimentação saudável e a prevenção ou redução nos níveis do consumo de álcool e tabaco.

Para a educação permanente, os professores observam que o material de senso comum, revistas de circulação, jornais, cartazes, entre outros, ofertado de forma simples, contrapõe-se a uma literatura carregada de conceitos técnicos de difícil acesso aos docentes e discentes. O fato da primeira nem sempre gerar a mudança de forma correta leva ao desestímulo para uma leitura mais frequente sobre os temas e, como consequência, poucas estratégias são adotadas. Fica evidenciado no relato que o produto da leitura conjunta do cotidiano e dos conceitos propicia a reflexão coletiva, sendo que esta serve como ponto de partida para uma intervenção de maior alcance dentro da comunidade local, usando a prática dialógica frente às possibilidades de construção e desenvolvimento das ações.

A partir daí, o grupo propõe à administração da própria escola, ao seu corpo docente e discente, a formação de grupos que privilegiem a leitura constante na busca de subsídios que envolvam os diferentes temas, para que novas propostas e estratégias ocorram no sentido da prevenção cardiovascular a partir do estilo de vida na ação cotidiana.

Outra proposta surgiu nas dinâmicas, em consenso, em que os professores das escolas participantes concluem que o trabalho realizado em ações dialogadas é fundamental para se chegar a um determinado objetivo junto à comunidade escolar, o que faz com que a linguagem e as ações sejam fidedignas à realidade da escola e do aluno, permitindo a manifestação e a identificação dos efeitos das ações, o reconhecimento e as relações dos temas desenvolvidos.

A abordagem positiva também foi identificada como sendo adequada para se tratar de situações delicadas no contexto escolar em relação ao uso de drogas, álcool e tabaco por parte dos adolescentes. A abordagem que tem como objetivos primários a mudança de linguagem para aquisição de um estilo de vida saudável, o diálogo coletivo convida para a construção de ações transformadoras possíveis de se realizar dentro da unidade escolar, um fator que minimiza a interferência extraescolar em relação ao favorecimento do consumo do álcool, do tabaco e da alimentação muitas vezes vista de forma equivocada quanto às características saudáveis.

As ações coletivas podem ser melhor aproveitadas quando todos se mostram participantes na realização do projeto. As constantes mudanças no quadro diretivo, docente e discente da escola podem representar uma descontinuidade no andamento dos projetos já existentes, ocasionando muitas vezes o desinteresse dos alunos em participar de projetos desta natureza. Eles apontam a importância da participação de professores efetivos e com mais de dois anos na unidade em programas que tenham como meta a continuidade por meio do plano pedagógico, sem descartar as funções e o desempenho dos profissionais temporários quando convidados a participar.

No relato dos professores, fica evidente que a determinação de algumas ações político-administrativas por parte da regional de ensino e do corpo gestor da escola serviu como elos de desconstrução e limite à ação docente. Com a descontinuidade das ações, não se pôde observar o seu impacto em uma das escolas. Dessa forma, concluem que a interferência administrativa compromete a continuidade de projetos de longa permanência dentro das escolas, abrindo espaço para o questionamento de como a administração vertical pode interferir e influenciar o desenvolvimento das atividades extracurriculares no âmbito escolar e desestabilizar o corpo docente na ação de seu próprio planejamento.[4]

Outros marcadores foram obtidos nas seguintes observações: a dependência em relação a modelos como "perguntas e respostas"; as dificuldades oriundas da excessiva atividade burocrática atribuída a cada sala de aula; e a falta de tempo para o desenvolvimento de atividades extras demonstrou a pouca habilidade para desenvolver a reflexão escrita e crítica da ação referente ao processo de aprendizagem e consolidação de conteúdos dos alunos. Por meio da ação dialógica, é possível ter maior adesão de professores participantes, gerando uma gama benéfica de propostas para abordar melhor os temas que conferem uma ação voltada à prevenção em saúde, respeitando o olhar da escola, as necessidades específicas de sua comunidade local e os meios pelos quais se obtiveram denominadores comuns entre os participantes.[5]

Possibilitar a construção da aprendizagem do aluno por meio de uma prática constante de busca e pesquisa é uma das soluções oferecidas pelas três escolas sob a luz dos resultados obtidos no projeto. Estimular a curiosidade dos alunos de modo que se desenvolvam atividades de pesquisa partindo de um conhecimento preexistente é um fator complementar benéfico atrelado ao desenvolvimento da ação docente em sala de aula, que tem por objetivos ampliar o repertório de conhecimento e aumentar a autonomia do aluno, uma vez que o procedimento de pesquisa requer planejamento e estratégia de busca.[6]

Outro aspecto evidenciado foi o envolvimento dos pais durante o processo de aprendizagem dos seus filhos, criando a oportunidade para que o aluno seja o agente de informação dentro do ambiente familiar, para que haja a manutenção dos conhecimentos recebidos nas atividades com os professores e pesquisadores da universidade. Os participantes do projeto refletem que a ausência familiar é um fator negativo, uma vez que os adolescentes sem orientação ficam mais suscetíveis às interferências externas, oriundas da comunidade ou da mídia. Contudo, o envolvimento familiar, neste caso, sugere atuação nos campos da reflexão e mudança coletiva de hábitos.

Todo o planejamento educacional tem por objetivo garantir a educação básica de qualidade aos seus alunos, buscando formá-los para o pleno exercício da cidadania e qualificação para o trabalho. Levando em consideração os resultados obtidos neste projeto, notou-se que a escola pública, independente da sua situação e localização, pode servir como agente para a elaboração e o desenvolvimento de novas práticas para a prevenção em saúde.[7]

A difusão do projeto "Possibilidades e limites nas escolas" proporcionou uma reflexão coletiva com a finalidade de trabalhar sob um novo olhar para temas como prevenção e ações favoráveis para o processo de novas experiências, com a finalidade de aquisição e manutenção de hábitos saudáveis.[4]

Veja no Quadro 6.1 exemplos dos dados trabalhados pelos professores participantes que resultaram na análise do processo após a leitura dos portfólios.[8]

QUADRO 6.1 Pontos positivos e barreiras avaliadas pelos docentes quanto aos temas abordados durante as atividades pedagógicas

	ASPECTOS POSITIVOS OU FACILITADORES		
	ESCOLA 1	ESCOLA 2	ESCOLA 3
Alimentação saudável	Parcerias Envolvimento da comunidade escolar e dos docentes em ação interdisciplinar; oficinas de capacitação para reciclagem	Conscientização do aluno	Tema da área de ciências e biologia
Benefícios da atividade física à saúde	Campeonatos esportivos Agita galera	Atividades constantes	Trabalhado pela disciplina de Educação Física
Malefícios do fumo	Profissionais conscientes e operantes Ações dialogadas	Conscientização	A curiosidade dos alunos, ser tema transversal e das disciplinas de ciências e biologia

(*Continua*)

QUADRO 6.1 Pontos positivos e barreiras avaliadas pelos docentes quanto aos temas abordados durante as atividades pedagógicas (*continuação*)

ASPECTOS NEGATIVOS OU BARREIRAS

	ESCOLA 2	ESCOLA 1	ESCOLA 3
Malefícios do álcool	Ações dialogadas Visão da realidade local por parte do corpo docente Parcerias externas presentes na comunidade Atividades extracurriculares que mantenham o aluno no espaço escolar	Conscientização	Ser tema transversal e das disciplinas de ciências e biologia
Alimentação saudável	Tempo extracurricular Ausência dos familiares Desinteresse dos alunos mais velhos	Ausência de tempo	
Benefícios da atividade física à saúde	Estimular os alunos mais tímidos Estimular os alunos acima do peso Pais ausentes	Desinformação dos pais	
Malefícios do fumo	Interferências externas com referência na comunidade		A mídia e o consumo no ambiente familiar
Malefícios do álcool	Falta de perspectiva após a aula Companhias oportunistas	Dependência	O consumo pelos colegas e pais

REFERÊNCIAS

1. Gadotti M. Educação brasileira contemporânea: desafios do ensino básico [Internet]. São Paulo: Instituto Paulo Freire; 1997. [capturado em 2010 Jul 12]. Disponível em: http://www.paulofreire.org/pub/Institucional/MoacirGadottiArtigosIt0002/Educ_Brasileira_Contemporanea_1997.pdf
2. Perrenoud P. Avaliação: da excelência à regulação das aprendizagens, entre duas lógicas. Porto Alegre: Artmed; 1999.
3. Freire P. Pedagogia do oprimido. 5ª ed. Rio de Janeiro: Paz e Terra; 1978.
4. Fundação de Amparo à Pesquisa do Estado de São Paulo. Relatório de pesquisa possibilidades e limites dos programas de prevenção cardiovascular no contexto escolar. Processo 04/15873-0 de 31 de agosto de 2008. São Paulo: FAPESP; 2008.
5. Abrantes AA, Martins LM. A produção do conhecimento científico: relação sujeito-objeto e desenvolvimento do pensamento. Interface. 2007 Maio-Ago;11(22): 313-25.

6. Zanetta R, Nobre MR, Lancarotte I. Bringing up students in the Healthy Lifestyle Multiplier Students program, São Paulo, Brazil. Prev Chronic Dis. 2008 Jul;5(3): A98.
7. Presidência da República. Diretrizes e bases da educação nacional. Lei N° 9.394 de 20 de dezembro de1996 [Internet]. Brasília: Ministério da Justiça/Casa Civil; 1996. [capturado em 2010 Jul 12]. Disponível em: http://portal.mec.gov.br/seed/arquivos/pdf/tvescola/leis/lein9394.pdf
8. Villas Boas BMF. Portfólio, avaliação e trabalho pedagógico. Campinas: Papirus; 2004.

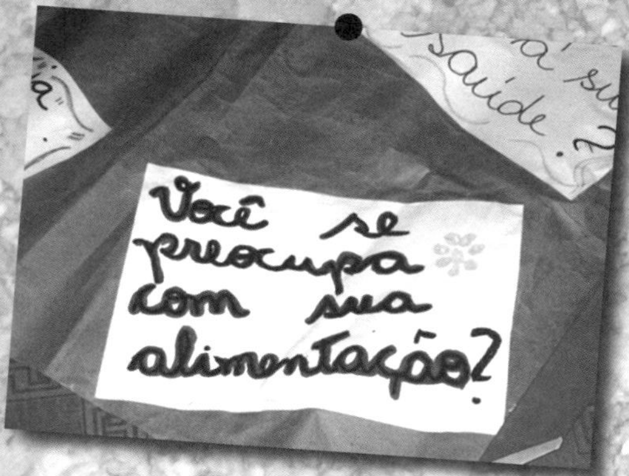
Você se preocupa com sua alimentação?

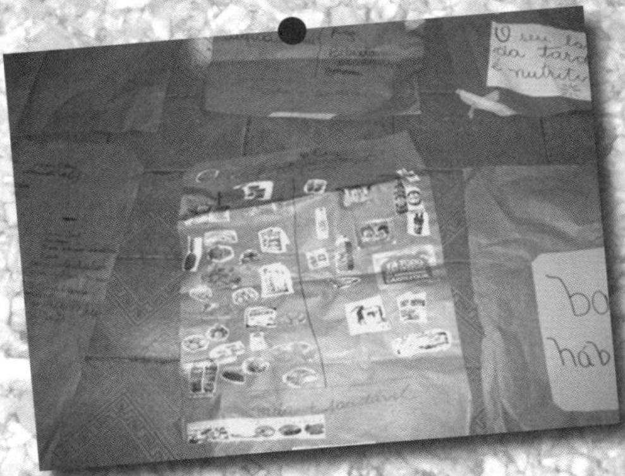

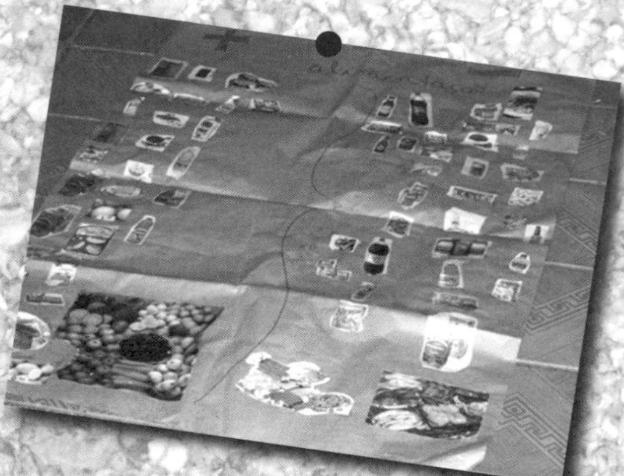

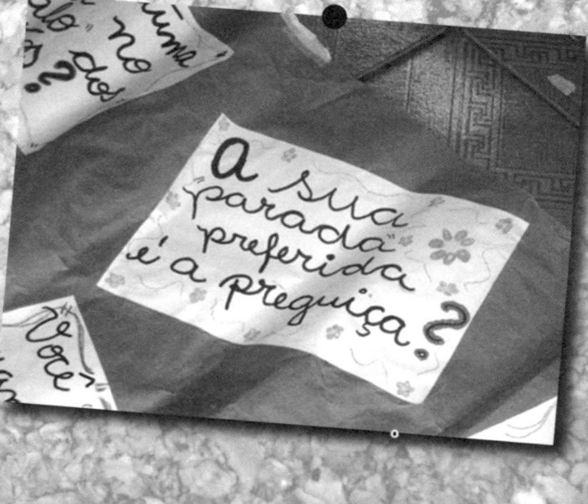
A sua "parada" preferida é a preguiça?

7

Obesidade e os seus efeitos na saúde dos adolescentes

José Augusto de A. C. Taddei
Daniela Silveira

Diferentes delineamentos epidemiológicos têm contribuído para o estudo da epidemia de obesidade entre crianças e adolescentes.

Os estudos antropométricos populacionais que tiveram início na década de 1970 no Brasil, com o intuito de evidenciar prevalências elevadas de desnutrição, principalmente nas regiões menos desenvolvidas e nos estratos mais pobres da população, oferecem também informações sobre a tendência secular do sobrepeso entre adolescentes brasileiros. O último estudo de 2003 demonstra que entre adolescentes brasileiros, nos últimos 30 anos, houve um aumento nas prevalências de sobrepeso de 358% para os meninos e de 105% para as meninas.[1]

Devido à uniformidade das metodologias amostrais e das técnicas antropométricas, esses resultados são comparáveis e pode-se, a partir dos resultados, dimensionar o crescimento do sobrepeso na população infanto-juvenil do país. As amostras desses estudos foram selecionadas aleatoriamente em dois estágios, a partir dos setores censitários, com probabilidades proporcionais ao número de domicílios em cada setor, e considerando a representatividade de cada um deles. Portanto, a amostra das pesquisas é probabilística, complexa e de representatividade nacional. O universo das amostras estudadas representa cerca de 97% dos domicílios do país. A área rural foi excluída das amostras da região Norte, por tratar-se de área extensa e pouco habitada, representando cerca de 3% da população do país. Os dados antropométricos foram obtidos no domicílio do entrevistado, por duplas de entrevistadores devidamente treinadas para executar com precisão as medidas de peso e estatura nos diferentes grupos etários incluídos em cada um dos estudos. Eles utilizavam equipamentos de campo e técnicas padronizados internacionalmente.

Embora muito úteis para o planejamento em saúde, os resultados desses estudos não devem ser percebidos como verdades absolutas aplicáveis a todas as situações. O processo amostral permite estimar prevalências referentes a macrorregiões, oferecendo distribuições das variáveis para este nível de análise, não permitindo que se descrevam grupos menores com características específicas, como são as regiões mais desenvolvidas e os adolescentes com riscos específicos, por exemplo: os filhos de pais obesos ou os que incorporaram mais rapidamente o sedentarismo e os excessos alimentares característicos da sociedade pós-moderna.

O mesmo desenho de estudo vem sendo aplicado também a subpopulações, principalmente entre adolescentes matriculados em escolas. Por serem estudos de menor complexidade e custo, eles oferecem informações sobre esses grupos, nos intervalos entre os estudos nacionais, que em geral se repetem a cada década. Eles complementam, assim, as informações dos estudos nacionais e auxiliam na compreensão da evolução da epidemia de obesidade entre jovens.[2]

O desenho de caso-controle foi desenvolvido pela epidemiologia para o estudo de riscos de doenças crônicas pouco prevalentes, uma vez que o delineamento de coorte se mostrava muito dispendioso e demorado para a exploração dos riscos de doenças dessa natureza. Assim, ao invés de partir de uma população saudável com indivíduos expostos e não expostos aos riscos de adoecer, acompanhando-a por um longo período até que um número suficiente de casos apareça para que se possam dimensionar os efeitos da exposição, identificam-se pessoas que apresentam a doença e pessoas que não têm a doença em estudo, recordando as exposições a fatores de risco. Com isso, economizam-se tempo e dinheiro. Os resultados são menos precisos que os de estudo de coorte e à subjetividade advinda da memória, viéses recordatórios, além de, em muitas situações, não permitirem o estabelecimento da sequência temporal dos eventos.

Um exemplo bastante discutido nesses estudos, que procuram identificar riscos de obesidade, é a relação entre a obesidade e a prática de dietas restritivas de alimentos. Adolescentes obesos são adeptos com maior frequência à prática de dieta, mas seria a dieta um risco para a obesidade, ou a obesidade é que predisporia para a prática de dieta? Se assim for, teremos uma situação de causalidade reversa, em que o risco passa a ser a consequência. Embora ainda não testada, sempre existe a hipótese de que uma terceira variável, como a falta de uma educação adequada e o condicionamento dietético, levasse tanto à prática frequente de dietas como à obesidade.[3]

Estudos de coorte são mais raros, devido aos motivos relatados; no entanto, o Brasil é um dos poucos países que dispõe de dados sobre uma população de nascidos-vivos, organizados em 1982 no município de Pelotas, Rio Grande do Sul, o que permitiu o estudo de riscos para obesidade entre os adolescentes.[4]

Existem estudos de intervenção em comunidades escolares que têm por objetivo avaliar os efeitos de medidas terapêuticas ou profiláticas no controle da obesidade entre adolescentes. São exemplos desses estudos o projeto RRAMM – Redução dos riscos de adoecer e morrer na maturidade[5] – e o projeto Multiplicadores.[6]

Os resultados quantitativos desses estudos de avaliação de intervenções que se caracterizam por desenvolver atividades educacionais no sentido de modificar comportamentos alimentares e de atividade física precisam ser complementados com dados gerados a partir de metodologias qualitativas, capazes de descrever processos de mudança a partir da observação participante e da realização de grupos focais.[7]

Os resultados dos estudos de intervenção têm se mostrado pouco promissores para reverter a adoção acelerada, por parte dos adolescentes, de hábitos de vida que levam à obesidade. A informação de profissionais de saúde e de educação para que possam avaliar a influência dos alimentos industrializados, seus rótulos e publicidade, na geração de hábitos de vida pouco saudáveis, é promissora e poderá contribuir para uma melhor compreensão acerca da epidemia da obesidade e seu controle. Metodologias de avaliação epidemiológica de tais processos encontram-se ainda em fase de construção.[8]

A internet constitui-se em um dos veículos de comunicação gerador de hábitos de vida pouco saudáveis; no entanto, por ela estar menos vinculada aos interesses comerciais da sociedade capitalista, oferece oportunidades para conscientização da população a partir da participação em portais informatizados e desenvolvimento de plataformas de comunicação para abrigar comunidades específicas.[9]

A questão central na pesquisa epidemiológica da obesidade é a capacidade de medir a gordura corporal. O instrumento ou procedimento de medida de gordura corporal ideal deve ser acurado na estimativa da gordura corporal; preciso, com pequeno erro de mensuração; acessível, simples, fácil de ser usado e de baixo custo. Além disso, deve estar bem documentado e com padrão de referência publicado.[10] Como a medida direta da gordura corporal *in vivo* não é possível, seria bom que os métodos indiretos a fizessem. No entanto, nem os métodos laboratoriais (hidrodensitometria, ressonância magnética, tomografia computadorizada, densitometria de corpo total, bioimpedância elétrica e "air-displacement plethysmography"), nem os antropométricos (peso, estatura, pregas cutâneas, circunferência de cintura, circunferência do quadril), nem os derivados das medidas antropométricas (peso por estatura índice de massa corporal, índice ponderal, razão cintura-quadril) preenchem todos os requisitos desejáveis.[10-12]

Historicamente, os dados antropométricos de peso e altura têm formado a base do monitoramento do crescimento. Derivado dessas medidas, o Índice de Massa Corporal (IMC) é a medida antropométrica mais utilizada e aceita para o diagnóstico de obesidade em estudos epidemiológicos.[12-13]

O IMC é um método indireto de estimativa de composição corporal, extensamente usado na prática clínica e na pesquisa epidemiológica como índice de adiposidade em crianças, adolescentes e adultos. É definido como peso/altura ao quadrado (kg/m^2). É um método seguro, simples, barato, possui boa precisão e validade e, quando aplicado por profissionais treinados, possui pequeno erro de mensuração. Como limitação, o IMC não é uma ferramenta sensível para mensurar gordura corporal em pessoas que são particularmente baixas, ou altas, ou que possuem uma distribuição de gordura corporal não usual, ou ainda que tenham seus músculos altamente desenvolvidos.[11,14]

Estudos com adolescentes que analisaram a correlação entre o IMC e a gordura corporal (tanto em porcentagem quanto em peso), mensurada por densitometria de corpo total, considerada padrão-ouro para mensuração da composição corporal,[15] revelaram uma alta correlação entre IMC e gordura corporal. A correlação entre IMC e porcentagem de gordura corporal entre adolescentes (ajustada para idade e/ou estádio puberal) varia de 0,56 a 0,89 no sexo masculino, e de 0,79 a 0,94, no sexo feminino.[16-27]

Diferentemente do que ocorre com os adultos, os pontos de corte propostos para diagnóstico de excesso de peso para crianças e adolescentes são específicos para idade e gênero, pois a composição corporal de crianças e adolescentes varia de acordo com o gênero, a idade e principalmente, o estadiamento puberal.[22,25,28,29] Como resultado, o IMC, para ter poder diagnóstico, deve ser comparado com um padrão de referência gênero-específico para crianças e adolescentes.[13]

Embora um padrão de referência para o IMC seja de vital importância, até hoje não há consenso entre os especialistas sobre o sistema de classificação que deve ser adotado universalmente para o diagnóstico de excesso de peso entre crianças e adolescentes.

O critério proposto por Must e colaboradores[30] foi derivado do levantamento americano U.S. National Health and Nutrition Examination Survey (NHANES I), que ocorreu no início dos anos 1970. Foram utilizados dados antropométricos de 20.839 participantes, com idade entre 6-74 anos. Os pontos de corte para diagnóstico de sobrepeso e obesidade são determinados, respectivamente, pelo IMC acima do percentil 85 ou 95 para raça, idade e gênero. Este critério é amplamente usado e foi recomendado pelo comitê de especialistas da OMS, em 1995. A principal crítica a este critério é que uma curva com base em dados de um único país não deve ter boa aplicabilidade para todas as populações de adolescentes do planeta.[12]

Em 2000, mais dois critérios diagnósticos para obesidade foram propostos: o CDC-2000 e o de Cole e colaboradores.[31]

O critério de Cole e colaboradores[31] baseou-se em estudos internacionais realizados em 6 países (Brasil, China, Cingapura, Holanda, Estados Unidos e Reino Unido), com amostra total de 192.727 indivíduos entre 2 a 18 anos de idade. Curvas percentilares de IMC gênero-idade específicas foram construídas para cada país. A partir da combinação dessas curvas, foi desenhada uma única curva de IMC que, aos 18 anos, intercepta os pontos de corte utilizados para classificação de sobrepeso (IMC=25 kg/m^2) e obesidade (IMC=30 kg/m^2) dos adultos, correspondendo aos percentis 85 e 95, respectivamente. Essa curva foi criada para refletir a relação de morbimortalidade estabelecida pelos pontos de corte de IMC de adultos, no critério diagnóstico de obesidade em crianças e adolescentes, e tem sido recomendada pela International Obesity Task Force. As críticas a esta curva são referentes às prevalências elevadas de sobrepeso e obesidade em países que compõem a base de dados e a sub-representação dos adolescentes orientais. Outro questionamento se refere à alegação de que os pontos de corte propostos, assim como os de 25 e 30 para os adultos, também estariam associados a maiores riscos de comorbidades. Embora estatisticamente corretas, as derivações das curvas não garantem que, ao fazer o traçado da tendência com todas as correções possíveis, sejam também transferidas para os pontos de corte das crianças e adolescentes as características prognósticas comprovadas para os pontos de corte dos adultos.[12]

O critério do CDC-2000[32] é uma versão revisada da curva de 1977 do National Center for Health Statistic (NHES). Neste critério, foram incluídos valores de percentis de IMC e outros dados antropométricos, como a circunferência de cintura. Os valores de referência utilizados na construção desta nova curva se basearam em cinco estudos nacionais americanos: NHES II (1963-65) e III (1966-70); NHANES (1971-74), II (1976-80) e III (1988-94), sendo que do estudo mais recente, foram utilizados apenas dados de crianças com idade inferior a 6 anos para evitar uma distorção ascendente nas curvas de IMC. Este referencial tem sido amplamente utilizado para a população norte-americana, mas a sua utilização para outras populações não é preconizada por órgãos normativos internacionais.

Mais recentemente, a OMS propôs uma curva referência de crescimento para crianças e adolescentes de 5 a 19 anos.[33] Essa curva foi construída com o objetivo de proporcionar uma transição suave para as curvas preconizadas hoje como referência para crianças de 0 a 5 anos, a WHO Child Growth Standards, e os pontos de corte de IMC propostos para adultos. A construção desta curva baseou-se nos dados de 1977 do NHES para indivíduos de 5 a 19 anos e suplementada com dados de indivíduos menores de 5 anos da WHO Child Growth Standards, para permitir uma continuidade dos pontos de corte de uma curva para outra. Os métodos estatísticos aplicados na construção desta nova curva superaram as limitações anteriores da curva de 1977.

Na prática clínica ou na identificação de indivíduos para programas de prevenção e controle, a triagem do sobrepeso pelo IMC deve ser complementada por anamnese, que inclua aspectos da história familiar, pregressa, nutricional e de atividade física da criança ou adolescente, e por outros métodos diagnósticos laboratoriais e/ou antropométricos.[34]

REFERÊNCIAS

1. Taddei JAAC, Colugnati FAB, Rodrigues EM, Sigulem DM, Lopez FA. Desvios nutricionais em menores de cinco anos. São Paulo: UNIFESP; 2002.
2. Silveira D, Taddei JA, Escrivão MA, Oliveira FL, Ancona-Lopez F. Risk factors for obesity among Brazilian adolescents of low-income families: a case control study. Public Health Nutr. 2006 Jun;9(4):421-8.
3. Neutzling MB, Taddei JAAC, Rodrigues EM, Sigulem DM. Overweight and obesity in Brazilian adolescents. Int J Obes. 2000 Jul;24(7):869-74.
4. Victora CG, Barros FC. Cohort profile: the 1982 Pelotas (Brazil) birth cohort study. Int J Epidemiol. 2006 Apr;35(2):237-42.
5. Gaglianone CP, Taddei JAAC, Colugnati FAB, Magalhães CG, Davanço GM, Macedo L et al. Nutrition education in public elementary schools of São Paulo, Brazil: the Reducing Risks of Illness and Death in Adulthood project. Rev Nutr. 2006 May-Jun;19(3):309-20.
6. Nobre MR, Domingues RZL, Sawaia BB, Lancarotte I. Ação multiplicadora para educação em saúde nas escolas. Taddei JAAC, editor. Jornadas científicas do NISAN: núcleo interdepartamental de segurança alimentar e nutricional 2004-2005. Barueri: Minha Editora; 2007. p. 203-215.
7. Westphal MF, Lima CWV, Duarte MF. Educação nutricional: uma abordagem de processo. Taddei JAAC, editor. Jornadas científicas do NISAN: núcleo interdepartamental de segurança alimentar e nutricional 2004-2005. Barueri: Minha Editora; 2007. p. 151-63.
8. Costa TF, Pontes TE, Brasil ALD, Marum ABRF, Taddei JAAC. Transição nutricional e desenvolvimento de hábito de consumo alimentar na infância. In: Dutra JEO, Marchini JS, editores. Ciências nutricionais: aprendendo a aprender. 2ª. ed. São Paulo: Sarvier; 2008. p 543-63.
9. Portal Estilo de Vida Saudável [Internet]. São Paulo: UNIFESP; c2008. [capturada em 2010 Jul 12]. Disponível em: http://www.saude.br/inicio1.htm
10. Power C, Lake JK, Cole TJ. Measurement and long-term health risks of child and adolescent fatness. Int J Obes Relat Metab Disord. 1997 Jul;21(7):507-26.
11. Lobstein T, Baur L, Uauy R; IASO International Obesity TaskForce. Obesity in children and young people: a crisis in public health. Obes Rev. 2004 May;5 Suppl 1:4-104.
12. Caroli M, Wijnhoven T, Branca F. Methodological considerations for childhood surveillance systems: the case of obesity. J Public Health. 2007 Sept;15(3):147-53.
13. Must A, Anderson SE. Body mass index in children and adolescents: considerations for population-based applications. Int J Obes (Lond). 2006 Apr;30(4):590-4.
14. Pietrobelli A, Faith MS, Allison DB, Gallagher D, Chiumello G, Heymsfield SB. Body mass index as a measure of adiposity among children and adolescents: a validation study. J Pediatr. 1998 Feb;132(2):204-10.
15. Lockner DW, Heyward VH, Baumgartner RN, Jenkins KA. Comparison of air-displacement plethysmography, hydrodensitometry, and dual X-ray absorptiometry for assessing body composition of children 10 to 18 years of age. Ann N Y Acad Sci. 2000 May;904:72-8.

16. Goulding A, Gold E, Cannan R, Taylor RW, Williams S, Lewis-Barned NJ. DEXA supports the use of BMI as a measure of fatness in young girls. Int J Obes Relat Metab Disord. 1996 Nov;20(11):1014-21.
17. Pietrobelli A, Wang Z, Formica C, Heymsfield SB. Dual-energy X-ray absorptiometry: fat estimation errors due to variation in soft tissue hydration. Am J Physiol. 1998 May;274(5 Pt 1):E808-16.
18. Taylor RW, Keil D, Gold EJ, Williams SM, Goulding A. Body mass index, waist girth, and waist-to-hip ratio as indexes of total and regional adiposity in women: evaluation using receiver operating characteristic curves. Am J Clin Nutr 1998;67:44–9.
19. Taylor RW, Jones IE, Williams SM, Goulding A. Body fat percentages measured by dual-energy X-ray absorptiometry corresponding to recently recommended body mass index cutoffs for overweight and obesity in children and adolescents aged 3-18 y. Am J Clin Nutr. 2002 Dec;76(6):1416-21.
20. Mei Z, Grummer-Strawn LM, Pietrobelli A, Goulding A, Goran MI, Dietz WH. Validity of body mass index compared with other body-composition screening indexes for the assessment of body fatness in children and adolescents. Am J Clin Nutr. 2002 Jun;75(6):978-85.
21. Steinberger J, Jacobs DR, Raatz S, Moran A, Hong CP, Sinaiko AR.Comparison of body fatness measurements by BMI and skinfolds vs dual energy X-ray absorptiometry and their relation to cardiovascular risk factors in adolescents. Int J Obes (Lond). 2005 Nov;29(11):1346-52.
22. Daniels SR, Khoury PR, Morrison JA. The utility of body mass index as a measure of body fatness in children and adolescents: differences by race and gender. Pediatrics. 1997 Jun;99(6):804-7.
23. Boot AM, Bouquet J, de Ridder MA, Krenning EP, de Muinck Keizer-Schrama SM. Determinants of body composition measured by dual-energy X-ray absorptiometry in Dutch children and adolescents. Am J Clin Nutr. 1997 Aug;66(2):232-8.
24. Teixeira PJ, Sardinha LB, Going SB, Lohman TG. Total and regional fat and serum cardiovascular disease risk factors in lean and obese children and adolescents. Obes Res. 2001 Aug;9(8):432-42.
25. Lindsay RS, Hanson RL, Roumain J, Ravussin E, Knowler WC, Tataranni PA. Body mass index as a measure of adiposity in children and adolescents: relationship to adiposity by dual energy X-ray absorptiometry and to cardiovascular risk factors. J Clin Endocrinol Metab. 2001 Sep;86(9):4061-7.
26. Rodríguez G, Moreno LA, Blay MG, Blay VA, Garagorri JM, Sarría A et al. Body composition in adolescents: measurements and metabolic aspects. Int J Obes Relat Metab Disord. 2004 Nov;28 Suppl 3:S54-8.
27. Oliveira FL, Taddei JA, Escrivão MA, Cobayashi F, Barros ME, Vítolo MR, Colugnati FA, et al. Accuracy of obesity diagnosis in Brazilian adolescents: comparison of Cole et al and Must et al criteria with DXA percentage of fat mass. Nutr Hosp. 2006 Jul-Aug;21(4):484-90.
28. Field AE, Laird N, Steinberg E, Fallon E, Semega-Janneh M, Yanovski JA. Which metric of relative weight best captures body fatness in children? Obes Res. 2003 Nov;11(11):1345-52.
29. Ellis KJ, Abrams SA, Wong WW. Monitoring childhood obesity: assessment of the weight/height index. Am J Epidemiol. 1999 Nov 1;150(9):939-46.

30. Must A, Dallal GE, Dietz WH. Reference data for obesity: 85th and 95th percentiles of body mass index (wt/ht2) and triceps skinfold thickness. Am J Clin Nutr. 1991 Apr;53(4):839-46.
31. Cole TJ, Bellizzi MC, Flegal KM, Dietz WH. Establishing a standard definition for child overweight and obesity worldwide: international survey. BMJ. 2000 May 6;320(7244):1240-3.
32. Kuczmarski RJ, Ogden CL, Guo S, Grummer-Strawn, Flegal KM, Mei Z et al. 2000 CDC Growth Charts for the United States: methods and development. Vital Health Stat 11. 2002 May;(246):1-190.
33. de Onis M, Onyango AW, Borghi E, Siyam A, Nishida C, Siekmann J. Development of a WHO growth reference for school-aged children and adolescents. Bull World Health Organ. 2007 Sep;85(9):660-7.
34. Reilly JJ. Diagnostic accuracy of the BMI for age in paediatrics. Int J Obes (Lond). 2006 Apr;30(4):595-7.

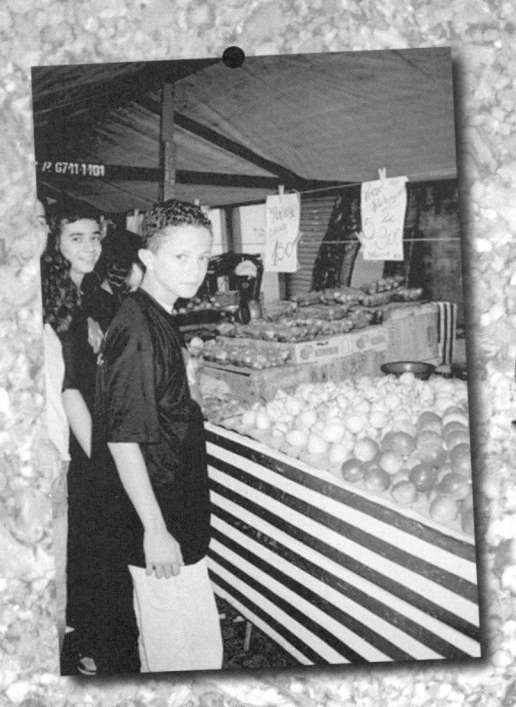

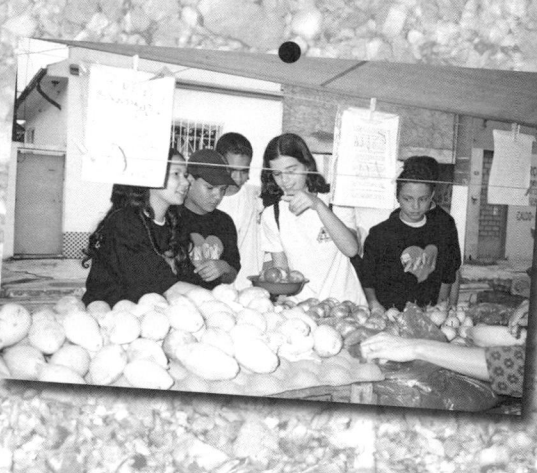

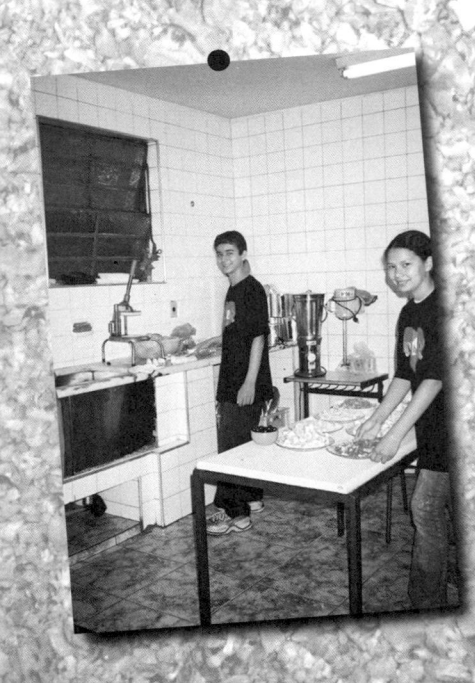

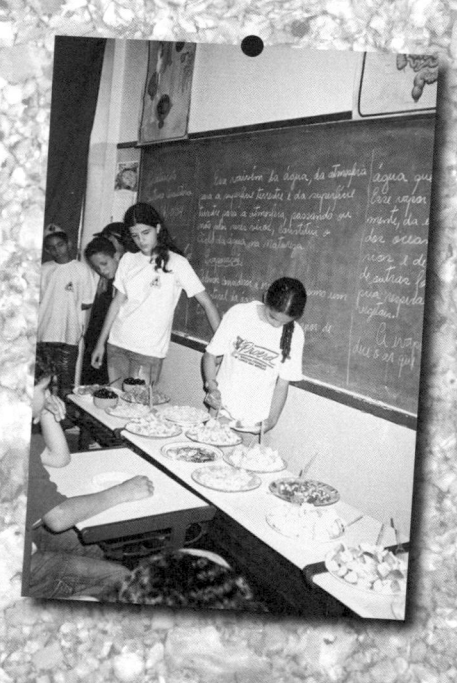

8

Educação nutricional assistida por pares multiplicadores

João Felipe Mota
June Carnier
Moacyr Nobre

A obesidade é definida como o excesso de tecido adiposo corporal total e regional.[1] A incidência de obesidade infantil aumentou muito no mundo, alcançando proporções epidemiológicas capazes de causar sérias consequências para a saúde pública.[2] Um dos motivos seria a sua associação com o desenvolvimento de diversas doenças crônicas não transmissíveis.[3,4]

Dessa forma, diversos estudos estão sendo realizados, a fim de serem criadas estratégias mais eficazes no combate à obesidade infantil.[3,5,6] No entanto, obteve-se pouco resultado, e como consequência a incidência não para de crescer.[3] Esta seria uma das principais preocupações, visto que as chances de uma criança obesa se tornar um adulto obeso são enormes.[2]

No Brasil, a prevalência de obesidade entre crianças e adolescentes aumentou de 4% na década de 1970 para 13% na década de 1990.[7] De acordo com o Instituto Nacional de Alimentação e Nutrição (INAN), algumas cidades apresentam índices alarmantes, como 35% em Recife e 18% em Santos.[8] Dados da Pesquisa de Orçamento Familiar (POF, 2002/2003) apontam que 16,7% dos adolescentes possuem excesso de peso no Brasil, variando entre 11,7% no nordeste e 19,8% no sul.[9]

Dados mais específicos da região Sul mostram que a prevalência de sobrepeso em crianças de 7 a 10 anos está em torno de 17,9 a 19%, e a de obesidade, aproximadamente 14%.[10] No norte do país, os estudos são escassos, mas revelam que a prevalência de sobrepeso em crianças menores de 10 anos em uma comunidade indígena é de 6,7%.[11] Giugliano e Carneiro[12] ao avaliarem 452 escolares na faixa etária de 6 a 10 anos de uma escola privada de Brasília, verificaram que os índices de sobrepeso e obesidade foram de 16,8 e 5,3%, respectivamente, ou seja, 22,1% de excesso de peso.

Em busca de novas estratégias de combate à obesidade infantil, a educação nutricional vem sendo abordada como uma metodologia a ser seguida. Segundo Triches e Giugliani,[13] as crianças têm pouco conhecimento sobre nutrição e hábitos alimentares, evidenciando que as escolas, os pais e a mídia têm veiculado mensagens insuficientes e ineficazes de hábitos alimentares mais saudáveis, fato que pode estar envolvido com o desenvolvimento da obesidade.

Uma das metodologias de intervenção nutricional infantil pouco explorada é a ação multiplicadora dos pares. Neste tipo de intervenção, os profissionais da saúde não são os interlocutores, pois dentro do ambiente escolar são escolhidos alunos com o perfil de líderes, os quais serão os responsáveis em dialogar sobre hábitos alimentares saudáveis em toda a escola. Acredita-se que, dessa forma, aspectos como timidez e linguagem inapropriada parecem não ser fatores negativos no momento da intervenção.[14-16]

Além de já serem conhecidos os benefícios da alimentação saudável durante a adolescência e suas repercussões na saúde a médio e longo prazo, estudos mostram que os adolescentes possuem hábitos alimentares inadequados que não atingem as recomendações dietéticas. Neste grupo de indivíduos, observa-se uma redução significativa no consumo de frutas, de hortaliças, de fontes de fibras e de cálcio e um aumento no consumo de alimentos ricos em gordura e açúcar.[14-16]

De acordo com o Centro de Controle e Prevenção de Doenças dos Estados Unidos (CDC), as escolas são os locais ideais para a educação nutricional, pois atingem a maioria dos jovens e promovem oportunidades para a prática de alimentação saudável, sendo que a nutrição pode ser abordada em várias áreas.[17]

Um estudo desenvolvido pelo Departamento de Psicologia das Universidades do Estado de Louisiana e Toronto teve o intuito de verificar o comportamento alimentar social de 134 universitárias que cursavam o 1º ano e 2º ano de Psicologia. Para o desenvolvimento do estudo, era agendado um encontro de uma hora de duração entre às 11h e às 17h.

Nesse encontro, o pesquisador oferecia uma quantidade preestabelecida de biscoitos e analisava a quantidade que cada participante consumia.[18]

As voluntárias foram divididas em três grupos, que permaneciam sozinhos ou na presença de um observador, sem qualquer comunicação entre os grupos ou entre as participantes do mesmo grupo. O primeiro era constituído por participantes para as quais não era dada nenhuma informação sobre a quantidade consumida pelas outras participantes. O segundo, por participantes que eram induzidas a pensar que as outras estariam comendo o mínimo possível. O terceiro grupo, por participantes que eram induzidas a pensar que as outras participantes estariam comendo grandes quantidades.[18]

As hipóteses do estudo foram que quando as participantes eram deixadas sozinhas, elas assumiriam as condições que pressupunham que as demais estivessem assumindo, de acordo com o grupo em que se encontrassem, e no primeiro grupo, a tendência seria comer menos pensando no comportamento social.[18]

Após a pesquisa, as participantes deixavam a sala, e o pesquisador contava quantos biscoitos restavam. Foi observado que, quando sozinhas, terceiro grupo consumiam mais biscoitos do que quem participava do primeiro e do segundo grupos. No entanto, quando o terceiro grupo ficou em observação, consumia menos do que quando estava sozinho.[18]

Estes resultados demonstram o poder da influência social sobre o modo de alimentação das pessoas e como isso funcionaria como tática de integração, sugerindo que não só o conhecimento nutricional levaria à escolha alimentar adequada, mas também as pessoas que acompanham seus pares na ingesta, independentemente de sua fome e saciedade. Os autores concluem que a intervenção com pares multiplicadores poderia ser eficaz ao influenciar na melhoria dos hábitos alimentares.[18]

Hendy[19] examinou a eficácia dos modelos de pares treinados para incentivarem pré-escolares a consumirem novos alimentos durante as refeições em um período de um mês. Foram apresentados três diferentes alimentos em oito mesas para 38 crianças (19 meninos e 19 meninas), durante as cinco refeições escolares. Foram selecionados alimentos que não eram regularmente servidos nas refeições escolares e com os quais as mães relataram que as crianças tinham menor contato em casa.

Após as três refeições iniciais, 16 crianças (8 meninas e 8 meninos) foram treinadas por professores para agirem como multiplicadores. Elas deveriam influenciar os outros 22 estudantes a aceitarem os novos alimentos. A influência ocorreu da seguinte maneira: orientação para o consumo dos alimentos novos; eles mesmos deveriam consumir, e ao consumir, dizer que o alimento era saboroso. Os estudantes que sofreram intervenção tiveram sua ingesta alimentar gravada durante o momento inicial e durante as influências.[19]

Os multiplicadores femininos foram mais eficazes do que os masculinos na influência do consumo de novos alimentos, independentemente do gênero influenciado. Após um mês, as crianças foram entrevistadas, com o objetivo de avaliar a aceitação dos alimentos. Para isso, foi utilizada uma escala de preferência alimentar e perguntado o número de vezes que o alimento estava sendo consumido. As crianças observadas mantiveram a preferência semelhante ao final da intervenção, sugerindo a eficácia dos pares multiplicadores. Além disso, os agentes multiplicadores apresentaram maiores índices de preferências para os alimentos específicos e aumentaram o consumo de outros alimentos do mesmo gênero.[19]

Story e colaboradores[20] tiveram como objetivo descrever o papel dos pares multiplicadores do estudo Teens Eating for Energy and Nutrition at School (TEENS), mostrando a viabilidade do uso dos multiplicadores na intervenção nutricional escolar para adolescentes. O estudo TEENS foi fundado pelo Instituto Nacional do Câncer dos Estados Unidos, tendo o Dr. Leslie Lytle como principal investigador do programa. O objetivo geral do estudo TEENS é avaliar a efetividade de programas escolares e familiares americanos, com a finalidade de incentivar o consumo de frutas e hortaliças, desestimulando o consumo de gorduras, com o objetivo de diminuir o risco de câncer.

Participaram do estudo 1.225 estudantes da 7ª série, dos quais 272 foram designados como pares multiplicadores, com características demográficas semelhantes aos demais estudantes. Aproximadamente 90% dos multiplicadores gostaram da experiência, e 80% gostariam de repeti-la. A maioria dos estudantes considerou que os agentes foram prestativos, e cerca de um terço dos professores aprovaram o trabalho deles. Além disso, foi verificado que a maior parte dos pares multiplicadores aprendeu mais sobre alimentação saudável do que os outros estudantes.[20]

Segundo os autores, o par torna-se um ponto-chave, uma referência, para os adolescentes que promove uma forma de independência, de identidade e de reconhecimento. O estudo destaca ainda que a intervenção escolar com base no agente multiplicador estudantil é mais efetiva do que a intervenção liderada pelos professores. Os resultados desse estudo sugerem que o programa de educação nutricional com pares multiplicadores integrantes do grupo em escolas é praticável e tem boa aceitação entre os multiplicadores, estudantes e professores.[20]

Birnbaum e colaboradores[21] também reportaram resultados do estudo TEENS. O objetivo foi verificar a exposição de escolares a vários níveis de intervenção nutricional. O estudo foi realizado em Minessota, com alunos da 7ª série durante o período de dois anos, mas os autores mostram apenas os efeitos que correspondem ao primeiro ano. A intervenção em sala de aula consistiu em 10 sessões. Dois agentes multiplicadores, eleitos pelos alunos de cada classe, ajudaram a professora durante a intervenção, após receberem um dia de treinamento. O treinamento consistiu em práticas para dirigir as atividades e resolver problemas dentro dos grupos.

Os adolescentes participaram de jogos com perguntas relacionadas à nutrição e receberam algumas atividades para estimular uma alimentação saudável, as quais deveriam ser entregues aos pais ou responsáveis. Além disso, lanches com baixo teor de gordura eram servidos em cada sessão. Um conselho escolar foi formado com o objetivo de desenvolver práticas para tornar a escola um ambiente com alimentos saudáveis. Os alunos da 7ª série que não receberam as atividades para entregar aos pais, nem as atividades em sala de aula foram submetidos apenas à intervenção do ambiente escolar, que tinha como foco a promoção do consumo de frutas e verduras durante o almoço e a redução da ingesta de alimentos gordurosos.[21]

Os resultados mostraram que houve aumento do consumo de frutas e vegetais e redução do consumo de alimentos ricos em gordura dos estudantes submetidos à intervenção, inclusive dos estudantes que foram eleitos multiplicadores. Nos estudantes que foram submetidos apenas à intervenção do ambiente escolar, houve uma tendência a escolher alimentos pobres em gordura, uma redução na ingesta de frutas e não foram observadas mudanças na ingesta de vegetais. O consumo alimentar dos alunos do grupo-controle permaneceu o mesmo. O estudo sugere que apenas o ambiente escolar como forma de intervenção não é suficiente para melhorar o consumo de frutas e vegetais dentro de uma escola.[21]

Resultados do mesmo estudo foram descritos em sequência por Lytle e colaboradores.[22] Neste trabalho, participaram somente 16 escolas de Minnesota (alunos de 7ª série), mas com o mesmo objetivo descrito anteriormente. A intervenção foi realizada com 640 alunos durante a avaliação inicial e com 509 alunos durante a reavaliação. Três componentes foram selecionados para realizar a intervenção: sala de aula, família e pares multiplicadores da escola.

A intervenção em sala de aula incluiu lições de educação nutricional em cada uma das séries. Pares multiplicadores treinados foram envolvidos para ajudar nas lições em sala de aula. Na 8ª série, atividades de modificação de comportamento foram incluídas para ajudar os estudantes a identificarem seus próprios comportamentos alimentares. Além disso, os estudantes realizavam projetos relacionados ao tema nutrição, como máquinas automáticas de vendas em escola, alimentos disponíveis em lojas de conveniência, vegetarianismo e propaganda de alimentos.[22]

A intervenção na família incluía três boletins que continham informações para auxiliar os familiares a incentivarem seus filhos a terem uma alimentação saudável. Foram entregues também cupons comportamentais com frases que estimulavam o consumo de frutas e vegetais, havendo um prêmio para a família que realizasse mais de 10 ações. Foi criado um conselho dentro da escola com os responsáveis pelos estabelecimentos de vendas de alimentos, diretores, funcionários, pais e estudantes, a fim de estimular o consumo de frutas, verduras e alimentos saudáveis.[22]

Os resultados do estudo mostraram que os estudantes submetidos à intervenção apresentaram maior escolha por alimentos saudáveis e pobres em gorduras quando comparados ao grupo-controle.[22]

Em outro estudo conduzido durante dois anos, 397 estudantes de 10 escolas foram divididos em dois grupos denominados altamente envolvidos (n=54) e pouco envolvidos (n=343). O primeiro grupo foi constituído por voluntários participantes de atividades extracurriculares, e o segundo, por estudantes participantes de apenas atividades curriculares. Em ambos os grupos, houve um aumento no conhecimento nutricional e maior compra de alimentos hipogordurosos. De maneira geral, os participantes relataram a importância do envolvimento de estudantes como interlocutores na mudança dos hábitos alimentares.[23]

Quando comparados os grupos, há uma diferença significativa em todos os conteúdos abordados, como atitudes, envolvimento e conhecimento nutricional. Os estudantes altamente envolvidos apresentaram melhor percepção da importância do estudo na mudança da escolha dos alimentos e oportunidade de influenciar outros estudantes para aumentar o consumo de frutas e vegetais. Não houve diferença significativa em relação à raça e ao gênero quando associados ao nível de envolvimento. Os autores concluem que os resultados confirmam o efeito positivo da educação por pares multiplicadores, assim como os encontrados no estudo TEENS.[22]

Em 2004, Elliot e colaboradores[24] avaliaram a viabilidade e a eficácia do programa Athletes Targetig Healthy Exercise and Nutrition Alternatives (ATHENA), que teve como finalidade reduzir transtornos alimentares de jovens mulheres atletas, bem como deter o uso de substâncias utilizadas para emagrecimento. Para isso, foram recrutadas 928 estudantes, com média de idade de 15 anos, de 40 times de esportes de 18 escolas de ensino médio de Oregon e Washington.

Durante a temporada de competição, foram integradas sessões de 45 minutos de aulas sobre nutrição esportiva, efeitos dos exercícios físicos, das drogas e as consequências de comportamentos nocivos em relação ao exercício, além de tópicos como imagem corporal feminina e depressão. A líder do grupo, escolhida pelo técnico, ficou responsável por passar 70% das orientações ao grupo. O restante das informações foi conduzido pelo técnico ou por outro membro do grupo. Antes do primeiro encontro, a líder recebeu 90 minutos de orientações. O técnico e ela utilizaram roteiros para dirigir os encontros, e todas as participantes receberam um guia de nutrição e treinamento esportivo. Antes e após a temporada, foram aplicados questionários confidenciais, a fim de avaliar os efeitos do programa.[24]

Após a intervenção, observou-se que as atletas reduziram o uso contínuo de pílulas para emagrecimento, substâncias como anfetaminas, esteroides anabolizantes e suplementos esportivos. Observou-se também uma redução nas ações de risco à saúde, como não usar o cinto de segurança, dirigir alcoolizado e ter relações sexuais com novos parceiros, além de mudanças positivas no treinamento e nos hábitos alimentares saudáveis.[24]

Elliot e colaboradores[25] com o objetivo de identificar e priorizar os fatores para a prevenção de transtornos alimentares e o uso de medicamentos de controle de peso nas atletas estudantes do gênero feminino, deram continuidade ao programa ATHENA.

Dois grupos de estudos participaram deste projeto. Inicialmente foi realizado um estudo piloto, no qual se aplicou um questionário nas estudantes de seis escolas de ensino médio e sete de graduação. As escolas foram selecionadas de forma que abrangesse áreas rurais e urbanas. Do total de 2.090 que responderam ao questionário, foram incluídas 1.178 que relataram praticar algum tipo de esporte. Esses dados foram utilizados para elaborar o programa de intervenção.[25]

Posteriormente, foram selecionadas 18 escolas diferentes para constituir o segundo grupo de indivíduos utilizados para avaliação prospectiva do estudo. Em seguida, as escolas foram randomizadas em outros dois grupos: experimental e controle. O grupo experimental foi constituído por 20 times que seriam submetidos à intervenção, e o controle, por 20 times que receberiam a prática padrão. O programa incluiu a aplicação de um questionário contendo 177 questões no início e no término da intervenção; formação de grupos de discussão sobre influência da mídia nos hábitos dos jovens; criação e apresentação de campanhas desencorajando o uso de medicamentos e práticas de risco para transtornos alimentares.[25]

Após a aplicação do programa, foi verificada uma menor proporção de atletas do grupo experimental que iniciou uso de pílulas de emagrecimentos. Encontrou-se também uma redução significativa na intenção das atletas do grupo experimental para comportamentos relacionados a transtornos alimentares e uso de medicamentos para controle de peso, sugerindo que a intervenção poderia resultar em comportamentos futuros de menor risco à saúde.[25]

Segundo os autores, os achados positivos do programa ATHENA sustentam a missão de promover a saúde no ambiente esportivo por meio da aplicação de programas de estímulo à redução de riscos dentro de centros de treinamentos de atletas com base em pares multiplicadores jovens.[25]

Os programas liderados por jovens podem ser aplicados a atletas, uma vez que a liderança já presente nesse grupo facilita a aplicação de intervenções que possam modelar e reforçar comportamentos e atitudes saudáveis. Uma metanálise sobre programas de prevenção de uso de drogas em jovens concluiu que a intervenção com base no líder (par multiplicador) do mesmo grupo pode ser superior a programas dirigidos por professores.[26]

Outro programa de alimentação escolar denominado Kids Choice, com o objetivo de aumentar o consumo e a preferência por frutas e vegetais em crianças da 1ª, 2ª e 4ª séries, foi constituído de quatro etapas. Na primeira etapa, foram aplicados questionários com os pais das crianças; na segunda, terceira e quarta etapas, os alunos recebiam estímulos alimentares específicos sobre frutas ou vegetais. Esses estímulos ocorreram durante a observação das refeições das crianças, e ambos foram realizados por pares multiplicadores. O conselho da escola foi responsável pela escolha dos pares, sendo que eram os mais extrovertidos e populares. Duas semanas e sete meses após o final do estudo, foi realizada uma entrevista com as crianças com a finalidade de avaliar as preferências pré e pós-intervenção.[27]

Duas semanas após o programa, foi observado um aumento no consumo de frutas somente no grupo que recebeu esse estímulo, de vegetais apenas no grupo que recebeu estímulo para o maior consumo de vegetais. Além disso, a preferência por frutas e vegetais aumentou de forma significativa. No entanto, sete meses após a intervenção, a preferência por esses alimentos retornou às condições iniciais, sugerindo a necessidade de estímulo constante para manter a maior preferência por esses alimentos.[27]

Os autores ainda relatam que os resultados obtidos indicam que o programa Kids Choice, que utiliza orientações alimentares, escolha alimentar e participação observacional por pares multiplicadores como métodos de intervenção, foi efetivo em aumentar o consumo de frutas e vegetais.[27]

Colby e Haldeman,[28] da Universidade da Carolina do Norte, visaram à identificação dos hábitos alimentares e à comparação dos efeitos da educação nutricional com pares multiplicadores em jovens mexicanos imigrantes para os Estados Unidos. Em estudo prévio não publicado, os autores relatam que os jovens mexicanos recém-chegados à América apresentam mudanças nos hábitos alimentares. Tais mudanças seriam a redução no consumo de feijão, de vegetais e de frutas (típicos do México) e aumento no consumo de pizza, de batata frita e de hambúrgueres (dieta americana).

A população do estudo foram crianças de 8 a 12 anos que receberam (n=19) ou não intervenção (n=19). A intervenção foi realizada em um acampamento de verão e teve a duração de 90 minutos por dia, cinco dias por semana, durante quatro semanas. O processo iniciou com jogos de teatro retirados do livro *Viola spolin's book*, e as crianças criaram paródias relacionadas à alimentação com base nesse livro. Em grupos, elas discutiram aspectos sobre nutrição e tiveram de desenvolver um roteiro de uma peça de teatro a ser apresentada aos seus pares, família e membros da comunidade. Para avaliar a ingesta alimentar, foram realizados registros alimentares das crianças.[28]

No início do estudo, os grupos eram homogêneos; após, o grupo intervenção apresentou um aumento de 26% nos conhecimentos sobre nutrição e mudanças específicas nas atitudes, como crenças e comportamentos relacionados à alimentação. Além disso, o grupo intervenção referiu estar planejando e tentando aumentar o consumo de alimentos saudáveis e reduzir os industrializados. O grupo que não foi submetido à intervenção não demonstrou qualquer mudança relacionada à alimentação.[28]

Stock e colaboradores[29] criaram e testaram um novo programa de promoção de saúde para escolares do ensino básico elementar. Tal programa foi denominado Healthy Buddies e se baseia no ensinamento por seus pares (líderes), ou seja, escolares mais velhos ensinando aos mais novos.

Dessa forma, foram escolhidas duas escolas do ensino básico elementar do Canadá, que tinham o mesmo número de classes que puderam ser pareadas. A maior parte da população do estudo era branca. O termo de consentimento livre esclarecido foi assinado pelos pais ou responsáveis e houve aprovação do comitê de ética.[29]

O conteúdo do programa baseou-se em três componentes da vida saudável: estar fisicamente ativo, alimentação saudável e imagem corporal saudável. Vinte e uma lições sobre vida saudável foram ensinadas durante o ano letivo. Crianças de 4ª à 7ª séries atuaram como professores, ensinando crianças que cursavam até a 3ª série. O total de envolvidos no estudo foi de 232 crianças, comparadas com 151 do grupo-controle. Em todas as lições eram enfatizados os três aspectos da vida saudável. Após os ensinamentos, eles aprendiam como realizar mudanças, objetivando uma vida saudável.[29]

Dentro das atividades do programa, havia três slogans que deveriam ser seguidos:

- *Go move!*: compreendendo duas sessões por semana de ginástica aeróbica;
- *Go fuel!*: noções de alimentos nutritivos, nutrientes e balanço energético;
- *Go feel good*!: noções sobre si próprios e como os outros os viam, enfatizando a autoestima.

Foram realizadas avaliações antropométricas, físicas, pressão arterial, frequência cardíaca, questionário sobre os conhecimentos e comportamentos de uma vida saudável, escalas de avaliação de autocompetência com abordagem cognitiva, social e física (escores específicos), percepção de autoimagem e grau de satisfação (*Figural rating scale*) e um teste de atitudes das crianças enquanto comem (*chEAT*).[29]

Comparados com o grupo-controle, foi possível observar que os grupos com intervenção aumentaram o conhecimento sobre estilo de vida saudável e melhoraram os escores de comportamento e atitudes. Além disso, o grupo com intervenção apresentou uma discreta elevação nos valores de pressão arterial. Nos grupos que sofreram intervenção, o índice de massa corporal e o peso apresentaram menor aumento entre os estudantes da 4ª à 7ª série e maior altura entre os estudantes do jardim da infância até a 3ª série.[29]

Os autores sugerem que a intervenção com pares multiplicadores pode ser um método efetivo de aumentar o conhecimento, melhorar comportamentos e atitudes saudáveis entre escolares de até cinco anos. Além disso, o envolvimento neste tipo de ação pode estimular a criança a querer participar de outros eventos com a mesma finalidade. O envolvimento de professores e alunos gera maior impacto nas atividades propostas para o ano letivo, e a responsabilidade social pode melhorar com uma relação espontânea entre os alunos.[29]

Dessa maneira, Stock e colaboradores[29] concluem que pelo aumento do conhecimento das crianças mais jovens e também das mais velhas, o ensino em nutrição por meio de estudantes (pares/líderes) pode ser um programa de promoção de vida saudável efetivo e de fácil implementação.

Concluímos que o conhecimento de novas estratégias de intervenção é fundamental para prevenir e combater o sobrepeso e a obesidade em crianças e adolescentes, visto que a incidência desta doença não para de crescer.

Os estudos previamente descritos concluem que a intervenção com pares multiplicadores é efetiva para melhorar hábitos alimentares, aumentando a preferência e o consumo por alimentos nutritivos e hipogordurosos, além de incentivar um estilo de vida saudável, tanto em crianças como em adolescentes de ambos os sexos (Quadro 8.1).

Contudo, novos estudos são necessários, a fim de comprovar a efetividade de tal intervenção a médio e longo prazo, além de expandir a intervenção aos funcionários das escolas e à família dos alunos.

QUADRO 8.1 Resumo dos efeitos da educação nutricional realizada por pares multiplicadores

REFERÊNCIA	TIPO DE INTERVENÇÃO	PLANO DE ESTUDO	GR	PRINCIPAL RESULTADO DA INTERVENÇÃO
23	Verificação do comportamento de alimentar-se socialmente	Estudo de caso	B/C	Existe influência social sobre o modo de alimentação das pessoas
13	Orientações por pares treinados	Estudo de caso	B/C	Maior aceitação de alimentos saudáveis
26	Verificação da aceitação dos pares multiplicadores	Estudo randomizado	A	A educação nutricional com pares em escolas é praticável e tem boa aceitação. Mais efetivo que a intervenção por professores
1	Intervenção em sala de aula com pares treinados e tarefas de casa	Estudo randomizado	A	Aumento no consumo, pelos estudantes, de frutas e vegetais e redução de alimentos ricos em gordura
16	Intervenção em sala de aula com pares treinados e tarefas de casa	Estudo randomizado	A	Maior escolha por alimentos saudáveis e pobres em gorduras quando comparados ao grupo-controle
12	Atividades curriculares e extracurriculares, pares multiplicadores	Estudo randomizado	A	Aumento no conhecimento nutricional e maior compra de alimentos hipogordurosos. Oportunidade de influenciar outros estudantes
7	Orientações por pares treinados e técnico	Estudo randomizado	A	Redução do uso contínuo de pílulas para emagrecimento, anfetaminas, anabolizantes, suplementos e melhora do hábito alimentar
8	Orientações por pares treinados e grupos de discussão	Estudo randomizado	A	Redução de comportamentos relacionados a transtornos alimentares e uso de medicamentos para controle de peso
2	Avaliação dos resultados de programas de intervenção	Meta-análise	A/B	A intervenção com base em pares do mesmo grupo pode ser superior a programas dirigidos por professores

(continua)

QUADRO 8.1 Resumo dos efeitos da educação nutricional realizada por pares multiplicadores (*continuação*)

REFERÊNCIA	TIPO DE INTERVENÇÃO	PLANO DE ESTUDO	GR	PRINCIPAL RESULTADO DA INTERVENÇÃO
14	Orientações por pares treinados	Estudo randomizado	A	Aumento no consumo e preferência por frutas e vegetais
5	Orientações por pares treinados, grupos de discussão e teatro	Estudo controlado	B	Aumento no conhecimento sobre nutrição e mudanças específicas nas atitudes, como crenças e comportamentos relacionados à alimentação
25	Orientações por pares treinados	Estudo controlado	B	Aumento no conhecimento sobre estilo de vida saudável e melhora nos escores de comportamento e atitude

GR: grau de recomendação em ordem decrescente A,B,C,D.

REFERÊNCIAS

1. World Health Organization. Obesity: preventing and managing the global epidemic. who technical report series 894. Geneva: WHO; 2000.
2. Rolland-Cachera MF, Deheeger M, Maillot M, Bellisle F. Early adiposity rebound: causes and consequences for obesity in children and adults. Int J Obes (Lond). 2006 Dec;30 Suppl 4:S11-7.
3. Daniels SR, Arnett DK, Eckel RH, Gidding SS, Hayman LL, Kumanyika S, et al. Overweight in children and adolescents. Pathophysiology, consequences, prevention, and treatment. Circulation. 2005 Apr 19;111(15):1999-2012.
4. da Silva RC, Miranda WL, Chacra AR, Dib SA. Metabolic Syndrome and insulin resistance in normal glucose tolerant brazilian adolescents with family history of type 2 diabetes. Diabetes Care. 2005 Mar;28(3):716-8.
5. Styne DM. Obesity in childhood: what's activity got to do with it? Am J Clin Nutr. 2005 Feb;81(2):337-8.
6. Villarruel AM, Koniak-Griffin D. Lifestyle behavior interventions with Hispanic children and adults. Annu Rev Nurs Res. 2007;25:51-81.
7. Organização Mundial de Saúde. Prevenção e controle de sobrepeso e obesidade em indivíduos de alto risco: uma abordagem de serviços de cuidado de saúde integrados em estabelecimentos de comunidade. In: Favano A. Obesidade: prevenindo e controlando a epidemia global. São Paulo: Roca; 2004.
8. Giugliano R, Melo ALP. Diagnóstico de sobrepeso e obesidade em escolares: utilização do índice de massa corporal segundo padrão internacional. J Pediatr. 2004 Mar-Abr;80(2):129-34.

9. Instituto Brasileiro de Geografia e Estatística. Pesquisa de orçamentos familiares (POF) 2002-2003: antropometria e análise do estado nutricional de crianças e adolescentes no Brasil. Rio de Janeiro: IBGE/Ministério da Saúde/Ministério do Planejamento, Orçamento e Gestão; 2006.
10. Ronque ERV, Cyrino, ES, Dórea VR, Serassuelo Jr H, Galdi EHG, Arruda M. Prevalência de sobrepeso e obesidade em escolares de alto nível socioeconômico em Londrina, Paraná, Brasil. Rev Nutr. 2005 Nov-Dez;18(6):709-17.
11. Capelli JCS, Koifman S. Avaliação do estado nutricional da comunidade indígena Parkatêjê, Bom Jesus do Tocantins, Pará, Brasil. Cad Saúde Pública. 2001 Mar-Abr; 17(2):433-7.
12. Giugliano R, Carneiro EC. Fatores associados à obesidade em escolares. J Pediatr. 2004 Jan-Fev; 80(1):17-22.
13. Triches RM, Giugliani ERJ. Obesidade, práticas alimentares e conhecimentos de nutrição em escolares. Rev Saúde Pública. 2005 Ago;39(4):541-7.
14. Fox MK, Crepinsek MK, Connor P, Battaglia M. School Nutrition Dietary Assessment Study-II Final Report. Washington, DC: U.S. Department of Agriculture. Food and Nutrition Service, Office of Analysis, Nutrition and Evaluation; 2001.
15. Muñoz K, Krebs-Smith S, Ballard-Barbash R, Cleveland L. Food intakes of U.S. children and adolescents compared with recommendations. Pediatrics. 1997 Sep;100(3 Pt 1):323-9.
16. Neumark-Sztainer D, Story M, Resnick M, Blum R. Lessons learned about adolescent nutrition from the Minnesota Adolescent Health Survey. J Am Diet Assoc. 1998 Dec;98(12):1449-56.
17. Guidelines for school health programs to promote lifelong healthy eating. Centers for Disease Control and Prevention. MMWR Recomm Rep. 1996 Jun 14;45(RR-9):1-41.
18. Roth DA, Herman CP, Polivy J, Pliner P. Self-presentational conflict in social eating situations: a normative perspective. Appetite. 2001 Apr;36(2):165-71.
19. Hendy HM. Effectiveness of trained peer models to encourage food acceptance in preschool children. Appetite. 2002 Dec;39(3):217-25.
20. Story M, Lytle LA, Birnbaum AS, Perry CL. Peer-led, school-based nutrition education for young adolescents: feasibility and process evaluation of the TEENS Study. J Sch Health. 2002 Mar;72(3):121-7.
21. Birnbaum AS, Lytle LA, Story M, Perry CL, Murray DM. Are differences in exposure to a multicomponent school-based intervention associated with varying dietary outcomes in adolescents? Health Educ Behav. 2002 Aug;29(4):427-43.
22. Lytle LA et al. School-based approaches to affect adolescents' diets: results from the TEENS study. Health Educ Behav. 2004 Apr;31(2):270-87.
23. Hamdan S, Story M, French SA, Fulkerson JA, Nelson H. Perceptions of adolescents involved in promoting lower-fat foods in schools: associations with level of involvement. J Am Diet Assoc. 2005 Feb;105(2):247-51.
24. Elliot DL, Goldberg L, Moe EL, DeFrancesco CA, Durham MB, Hix-Small H. Preventing substance use and disordered eating: initial outcomes of the ATHENA (athletes targeting healthy exercise and nutrition alternatives) program. Arch Pediatr Adolesc Med. 2004 Nov;158(11):1043-9.
25. Elliot DL, Moe EL, Goldberg L, DeFrancesco CA, Durham MB, Hix-Small H. Definition and outcome of a curriculum to prevent disordered eating and body-shaping drug use. J Sch Health. 2006 Feb;76(2):67-73.

26. Black DR, Tobler NS, Sciacca JP. Peer helping/involvement: an efficacious way to meet the challenge of reducing alcohol, tobacco and other drug use among youth? J Sch Health. 1998 Mar;68(3):87-93.
27. Hendy HM, Williamsb KE, Camisec TS. "Kids Choice" school lunch program increases children's fruit and vegetable acceptance. Appetite. 2005 Dec;45(3):250-63.
28. Colby SE, Haldeman L. Peer-led Theater as a nutrition education strategy. J Nutr Educ Behav. 2007 Jan-Feb;39(1):48-9.
29. Stock S, Miranda C, Evans S, Plessis S, Ridley J, Yeh S, et al. Healthy buddies: a novel, peer-led health promotion program for the prevention of obesity and eating disorders in children in elementary school. Pediatrics. 2007 Oct;120(4):e 1059-68.

LEITURA SUGERIDA

Oxford Centre for evidence-based medicine levels of evidence (May 2001) [Internet]. Oxford: CEBM; c2010. Disponível em: http://www.mcw.edu/FileLibrary/User/ fvastalo/Oxford_Levels.pdf

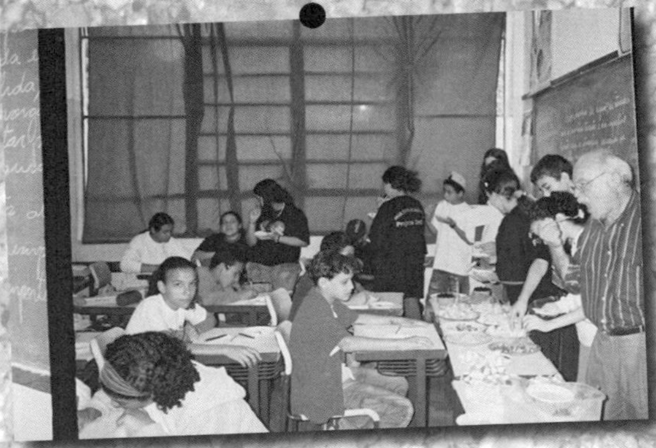

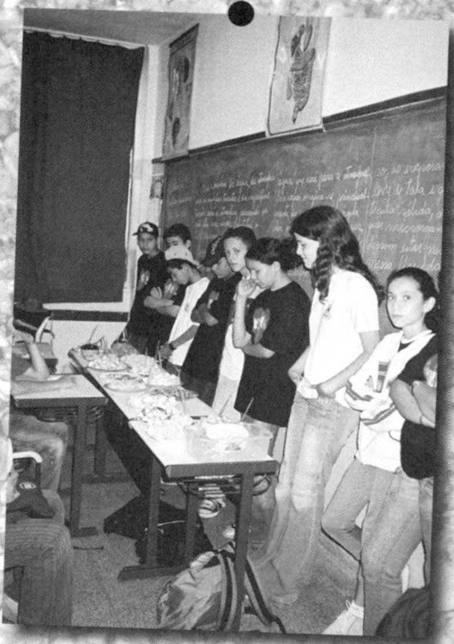

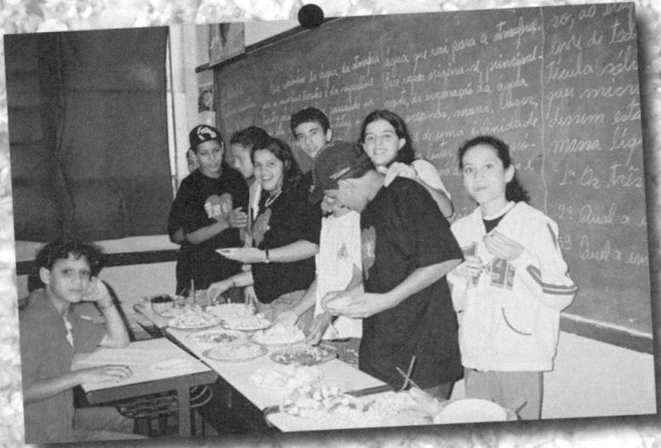

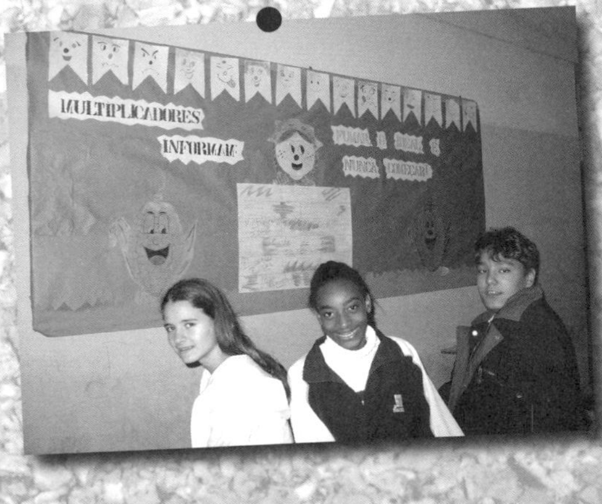
MULTIPLICADORES
INFORMAM

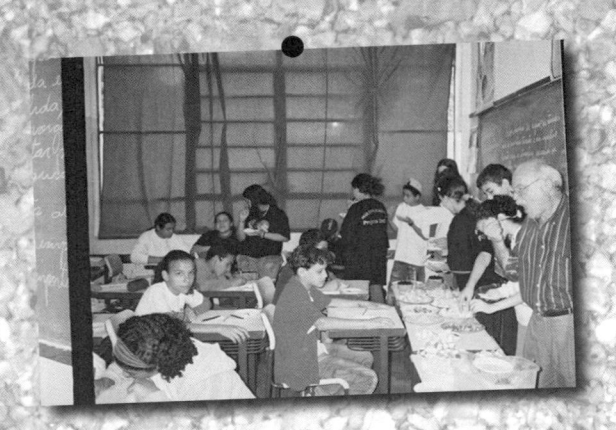

9
Aspectos da análise quantitativa em intervenções educativas

Fernando A. B. Colugnati

Em nossa vida escolar ou profissional, quando fazemos parte de um curso ou atividade educativa, dificilmente questionamos os métodos de avaliação empregados pelos docentes, sendo que a aplicação de provas, de trabalhos, dentre outros, são os instrumentos utilizados para representar, por meio da quantificação, o conhecimento adquirido na respectiva matéria. Soma-se a esta avaliação diagnóstica a avaliação formativa, em que aspectos qualitativos e de difícil mensuração são levados em consideração, expressados quase sempre com a conhecida "nota de participação", ou por meio de uma correção não tão imparcial nos instrumentos de avaliação diagnóstica.

Se pensarmos nestes cursos como intervenções educativas para a preparação social e/ou profissional, é fácil fazer um paralelo e entender o porquê da dificuldade de se avaliar os resultados e impactos de um programa educativo, seja qual for a área.

As intervenções educativas tentam avaliar como a aquisição de conhecimento sobre um grupo-alvo pode alterar comportamentos que levem, de forma geral, a benefícios na qualidade de vida. Quando falamos em intervenções educativas em saúde, esses benefícios se tornam prevenção contra morbidades que poderão surgir caso certos hábitos não sejam mudados.

Nesse sentido, os métodos de pesquisa empregados para avaliação destas intervenções utilizam-se da analogia com os planos de estudos epidemiológicos e procuram seguir os paradigmas desta área da ciência da saúde, utilizando ainda os mesmos métodos quantitativos para a avaliação dessas intervenções. Os planos epidemiológicos mais próximos desta realidade educativa são os chamados Ensaios Randomizados para Intervenções em Comunidades (em inglês *Community interventions*). Este tipo de planejamento na taxonomia hierárquica sobre estes delineamentos, caso fosse aceitável tal classificação, estaria localizado no limbo entre os Ensaios Randomizados Controlados e os Estudos Observacionais.[1] Os resultados quantitativos quase sempre geram frustração, porque, na grande maioria das vezes, privilegia métricas e métodos comumente utilizados nos ensaios randomizados controlados, como se fosse possível mensurar de forma objetiva fenômenos comportamentais, além de pretender assumir controle total sobre a natureza multifatorial de problemas desta ordem.

Questões como grupos-controle, aleatorização, indicadores ou *outcomes*, confundidores, dentre outras tantas facetas dos delineamentos epidemiológicos, necessitam de uma adaptação à realidade de intervenções educacionais. Retomando a analogia com a avaliação normal no ensino, neste caso, a adaptação é o julgamento subjetivo do docente na avaliação do aluno, retirando das provas a completa responsabilidade em mensurar o conhecimento adquirido por ele. No entanto, quando falamos de uma intervenção educativa, com trabalhos de campo e diversos instrumentos para se avaliar os resultados e os impactos, essa subjetividade deve ser substituída pelo bom senso da utilização e interpretação dos planos de estudo e dos modelos quantitativos empregados nas análises dos dados da intervenção.

Este capítulo não tem a intenção de apresentar métodos corretos para analisar intervenções deste tipo, mesmo porque cada caso é único. Tampouco pretende desencorajar iniciativas desta natureza, de extrema importância principalmente na prevenção de maus hábitos em crianças e adolescentes. Pretende-se, sim, apresentar uma discussão e um questionamento sobre as aplicações dos métodos estatísticos e epidemiológicos tradicionais na avaliação de intervenções comunitárias educativas. Talvez, ao final da leitura, existam na cabeça do leitor mais dúvidas e críticas que respostas ou dicas para tal quantificação. Se essas dúvidas, e principalmente as críticas, realmente forem o resultado desta breve e pretensiosa intervenção educativa, considero o resultado um sucesso, com grande impacto, sem qualquer quantificação.

A comparação de grupos para a verificação de resultados de uma intervenção é quase uma obsessão, na alocação dos grupos quanto à intervenção em estudos do tipo ensaio controlado randomizado. Como o próprio nome diz, esses estudos exigem de forma contundente a distribuição aleatória das unidades amostrais, geralmente indivíduos, quanto aos grupos estudados. A justificativa é a da imparcialidade na alocação das unidades para garantir a homogeneidade entre os grupos em termos de perfis caracterizados por variáveis específicas, potenciais fatores de confusão.[2] De forma resumida, procura-se evitar os viéses de seleção; no entanto, tratando-se de um processo probabilístico, não há qualquer garantia de haver controle sobre isso, principalmente em amostras de tamanho pequeno.

Em intervenções comunitárias, nem sempre é possível aleatorizar as unidades amostrais – as comunidades – por diversas razões, mas esse fato não invalida a comparação. Tem crescido, entre os estatísticos, a ideia de que a aleatorização não é a principal "virtude" na alocação das amostras.[3] Como exemplo, pensemos no seguinte caso. Imagine que um médico, por alguma razão, gostaria de atribuir ao paciente o tratamento A, ao invés do B. Se dissermos a qualquer pesquisador da área que o paciente recebeu intencionalmente o tratamento A, o estudo é imediatamente desacreditado. No entanto, esse mesmo paciente tem 50% de chance de receber o mesmo tratamento A, e se o recebe a partir de um sorteio, isso é prontamente aceito. A questão é: qual o efeito desta suposta imparcialidade do processo de alocação no resultado final? Seguindo este raciocínio, a probabilidade de que os grupos sejam totalmente heterogêneos quanto às características não é nula, sendo também de ordem relevante, e a resposta à pergunta feita é um efeito complicador na interpretação dos dados devido a um viés de seleção ao acaso.

Este problema diminui conforme o tamanho amostral cresce, sendo que de acordo com algumas leis de probabilidade, no infinito, as coisas serão homogêneas. Ocorre, no entanto, que, em intervenções comunitárias, o tamanho amostral nem sempre é razoável para tal suposição, lembrando que o "n" aqui é o número de comunidades (escolas, classes, etc.), e não o dos indivíduos que as compõem.

Para uma garantia de certo controle neste tipo de estudo, uma sugestão é uma análise prévia de como as comunidades-alvo se distribuem em termos de características relevantes, ou a chamada comparação na linha de base (*baseline analysis*). A opção pelo processo de alocação, então, deveria ser posterior a esta análise de homogeneidade entre as comunidades. Em certos casos, a escolha quanto à intervenção, ou não, pode ser feita por um processo de aleatorização, desde que viável. No caso de grupos homogêneos, a simples aleatorização com probabilidades iguais pode ser utilizada. Uma saída no caso de diferenças em poucos fatores é a aleatorização "em blocos", sendo os blocos definidos pelos fatores que diferenciaram tais grupos.

Um exemplo simples: Temos 4 comunidades disponíveis para o estudo, sendo razoável que 2 recebam a intervenção, para comparar com as comunidades restantes, os controles. Suponha que essas comunidades se diferenciem em características socioeconômicas, sendo que 2 são predominantemente de classe C, bloco da classe C, e 2 da classe B, bloco da classe B. A sugestão é que o sorteio se faça dentro dos blocos, garantindo, no mínimo, que a questão socioeconômica seja controlada. Caso contrário, a chance de que 2 comunidades com mesmo nível recebam a intervenção é bastante alta, o que certamente colocará os resultados em maior risco de credibilidade que a intencionalidade de alocação.

No caso de diferenças marcantes – potenciais fatores de confusão –, em que seriam necessários muitos blocos, a alocação intencional pode ser uma saída, buscando assumir nos modelos quantitativos esta escolha determinística por meio, por exemplo, de modelos lineares hierárquicos, modelos multinível e modelos hierárquicos bayesianos.

Antes mesmo da questão da alocação, a intervenção foi planejada para se alterar comportamentos por meio da aquisição de conhecimento buscando definir os indicadores de resultados e de efeito. É bastante comum que se definam como principais respostas da intervenção variáveis ou indicadores sobre estes comportamentos, sendo que a avaliação da aquisição do conhecimento fica em segundo plano ou é até mesmo negligenciada.

Ora, o conhecimento precede a mudança, e dentro de um eixo temporal, os efeitos prioritários na avaliação – vamos chamá-los de *resultados* – deveriam ser as mudanças, em média, no conhecimento dos indivíduos que compõem o grupo, que ocorrem em um intervalo de tempo menor. Voltando à analogia da avaliação educacional, instrumentos usados como testes podem ser aplicados em larga escala nos indivíduos dos grupos. Esses instrumentos devem ter sua validação aceita primeiramente pelo conjunto dos pesquisadores da área, ou quando originais, devem ter suas propriedades e características de desempenho estudadas preliminarmente. Estes serão os indicadores de eficácia e eficiência da metodologia educativa empregada.

A mudança do comportamento – *impacto de intervenção* – ocorre em um momento posterior, e nem sempre está diretamente relacionada aos indivíduos que apresentaram melhores desempenhos no quesito educacional. Muitas vezes, apesar da verificação de eficiência da metodologia, poucas mudanças são observadas em termos de comportamento em curto prazo. Efeitos de multiplicação e dinâmica de disseminação das práticas ou conhecimentos adquiridos necessitam de uma abordagem qualitativa antes de qualquer determinação de impactos mensuráveis.

Atualmente, técnicas como as análises de redes sociais[4] e os modelos com base em agentes (*Agent-based models*)[5] tentam modelar estes processos a partir de observações qualitativas sobre as populações envolvidas. Novamente, instrumentos estruturados necessitam ser empregados para esta coleta. Uma vez verificada esta dinâmica, pode-se, então, esperar algum impacto em termos de comportamento coletivo e desfechos de saúde.

Podemos tomar como exemplo os programas de educação nutricional, muito populares nos dias atuais. Com estas intervenções, espera-se proteger a população de morbidades relacionadas à dieta, como sobrepeso, obesidade, diabetes, dentre outras. O fato de o indivíduo saber o que deve comer para se manter saudável, resultado da intervenção, não necessariamente leva à mudança da dieta, muitas vezes ditada pela família ou convívio social, colocando sob o risco de desenvolver doenças. Felizmente é possível reverter este processo, ou seja, indivíduos que não se mostraram "bons alunos" na intervenção podem ser influenciados pelos colegas, mudando seus hábitos.

De qualquer forma, a tentativa de avaliar os resultados de uma intervenção em apenas um período letivo, comparando-se as prevalências de sobrepeso antes e depois desta intervenção, quase certamente não apresentará mudanças, a não ser aquelas que acontecem ao acaso. A mudança nas prevalências pode ser um bom indicador de avaliação em um programa continuado, no qual pode ocorrer um seguimento das comunidades envolvidas por um tempo adequado para se observar tais mudanças na condição de saúde.

MÉTODOS ESTATÍSTICOS MAIS APLICADOS

Os modelos e as técnicas tradicionalmente empregados nas análises de intervenções educativas seguem o paradigma de análise de um problema epidemiológico.

Suponha, por exemplo, uma intervenção em educação nutricional, em que se pretende mudar nas crianças os conceitos a respeito de alimentação saudável. Para tal, um teste de múltipla escolha contendo questões a respeito do assunto é desenvolvido, produzirá notas médias K_E no grupo que sofreu a intervenção, exposto, e K_C no grupo-controle. Este teste é aplicado em todas as comunidades, de ambos os grupos de intervenção no início do estudo, gerando então a notas K_{E0} e K_{C0}, e no final da intervenção, no tempo t, gerando as notas médias K_{Et} e K_{Ct}. Verificar o efeito da intervenção é equivalente a verificar se

$$K_{Et} - K_{E0} = K_{Ct} - K_{C0}$$

Esta é a hipótese básica para avaliação de impacto, sendo que as diferenças têm uma distribuição de probabilidade associada, na maioria das vezes, a Gaussiana, que permite testar esta hipótese de igualdade. O teste mais utilizado para tal finalidade é o chamado *t de student* para diferenças de médias. A limitação deste teste é desconsiderar qualquer outro fator que interfira nesta diferença, ou seja, não há a inclusão de covariáveis. Uma extensão direta a este teste é a Análise de Covariância, que pode ser entendida como uma utilização particular dos Modelos de Regressão Múltipla. Desta forma, tendo as diferenças $K_t - K_0$ como variável dependente, o modelo é ajustado tendo uma variável indicadora do grupo de estudo (exposto ou não exposto) e todas as covariáveis potenciais confundidoras. Diz-se então que as diferenças estimadas, que serão comparadas via testes de hipóteses, estão ajustadas para as covariáveis.[6]

Neste tipo de modelagem, as médias são tomadas sobre todos os indivíduos de cada grupo, caracterizando um modelo linear clássico. No entanto, esse modelo desconsidera o delineamento do estudo, ou seja, a aleatorização por conglomerados, e mesmo entre blocos de conglomerados. Neste caso, a utilização dos modelos Multinível[7] pode trazer a vantagem de se estimar os efeitos de forma correta, e em diferentes níveis, ou seja, as diferenças entre os grupos de tratamento nos indicadores escolhidos podem ser avaliadas nos níveis intercomunidades e interindivíduos.

No caso de apenas uma instituição por grupo de pesquisa, esta modelagem fica comprometida, uma vez que não sobram graus de liberdade suficientes para se estimar os efeitos intercomunidades. No entanto, o cálculo das medidas de variabilidade, como os erros padrão das estimativas, intervalos de confiança e, consequentemente, os testes de hipóteses devem ser estimados de forma a levar em conta as dependências entre os indivíduos. Estimadores do tipo Sanduíche[7] e linearização por série de Taylor[8] corrigem este problema, estimando adequadamente estas estatísticas.

O problema foi exposto com um indicador quantitativo contínuo: as médias dos testes. No entanto, o mesmo raciocínio se estende a variáveis binárias, por exemplo, nas quais os testes seriam realizados por meio de modelos logísticos.[9] Alguns outros aspectos técnicos devem ser considerados neste caso, mas estão além da abordagem deste capítulo.

A estatística como ciência tem desenvolvido novas alternativas para estudos complexos, como é o caso de intervenções educativas. A questão da dinâmica das relações entre os diferentes atores, ambiente, dentre outras características, conseguem ser captados por modelos simples de regressão, como os citados anteriormente. Novas abordagens são apresentadas, com referências básicas ao leitor interessado.

Analisar as diferenças entre as médias, ou nos percentuais de aprovação, na verdade, mede o efeito médio na linguagem estatística chamado de efeito marginal. No entanto, os indivíduos mudam de formas diferentes vezes, e pode ocorrer uma compensação entre estas mudanças que leva a não identificar mudanças marginais. Há indivíduos que saem de uma condição para outra. Por exemplo, em uma intervenção de educação nutricional, pode haver indivíduos que saíram de uma condição de sobrepeso para eutrófico, e outros que fizeram o caminho contrário.

Os modelos de transição[9] estimam os percentuais de mudanças em ambas as direções, e permitem a visão analítica sobre a dinâmica dessas mudanças.

A análise de redes sociais teve início na década de 1950 com estudos sobre relações sociais. Algumas teorias, como a dos "6 passos", dizem que, duas pessoas que nunca se conheceram, necessitam em média de apenas 6 pessoas intermediárias para se conhecerem, independente de localidade geográfica.

É possível, por meio de entrevistas estruturadas ou mesmo observações de campo, modelar a interação entre os atores, em que hipoteticamente estas facilitariam a disseminação de boas práticas, hábitos, etc. Além disso, atores centrais são identificados, e pode-se estrategicamente escolher bons multiplicadores, articuladores, dentre outros tipos.[10,11]

Modelo com base em agentes é um modelo computacional que simula, com base em dados reais, as ações e interações entre indivíduos autônomos em uma rede ou cadeia, como ecossistemas, com uma perspectiva de se estimar os efeitos dessas ações/interações no sistema como um todo. Ele combina elementos como Teoria de Jogos, Sistemas Complexos, Análise de Redes Sociais, dentre outros métodos computacionalmente intensivos.

Os modelos simulam ações simultâneas de múltiplos agentes, procurando recriar e predizer ações de fenômenos complexos. O processo emerge do nível micro do indivíduo para o macro da comunidade.

Apesar de concebida na década de 1940, a necessidade de computadores potentes para as simulações permitiu que somente agora se usasse essa teoria na modelagem de fenômenos complexos.[9]

REFERÊNCIAS

1. Calderon RL, Craun GF. Estimates of endemic waterborne risks from community-intervention studies. J Water Health. 2006;4 Suppl 2:89-99.
2. Rothman KJ, Greenland S. Modern epidemiology. 2nd ed. Philadelphia: Lippincott Williams & Wilkins; 1998.
3. Simon S. Adaptive treatment assignement methods and clinical trials. Biometrics. 1977 Dec;33(4):743-9.
4. Wasserman S, Faust K. Social network analysis: methods and applications. New York: Cambridge University Press; 1994.
5. Auchincloss AH, Diez Roux AV. A new tool for epidemiology: the usefulness of dynamic-agent models in understanding place effects on health. Am J Epidemiol. 2008 Jul 1;168(1):1-8.
6. Pocock SJ, Assmann SE, Enos LE, Kasten LE. Subgroup analysis, covariate adjustment and baseline comparisons in clinical trial reporting: current practice and problems. Stat Med. 2002 Oct 15;21(19):2917-30.
7. Schrader RM, Hettmansperger TP. Robust analysis of variance based upon a likelihood criterion. Biometrika. 1980;67(1):93-101.
8. Kish L. Survey sampling. New York: Wiley; 1965.
9. Diggle PJ, Liang KY, Zeger SL. Analysis of longitudinal data. Oxford: Clarendon Press; 1994

10. Steglich C, Snijders TAB, West P. An illustrative analysis of the coevolution of adolescents' friendship networks, taste in music, and alcohol consumption. Methodology. 2006;2(1):48–56
11. Tomaél MI, Marteleto RM. Redes sociais: posições dos atores no fluxo da informação. Enc Bibli Rev Eletr Bibliotecon Ciênc Infor. 2006 2º semestre;11(n espec): 75-91.

LEITURA SUGERIDA

de Leeuw J, Meijer E, editors. Handbook of multilevel analysis. New York: Springer; 2008.

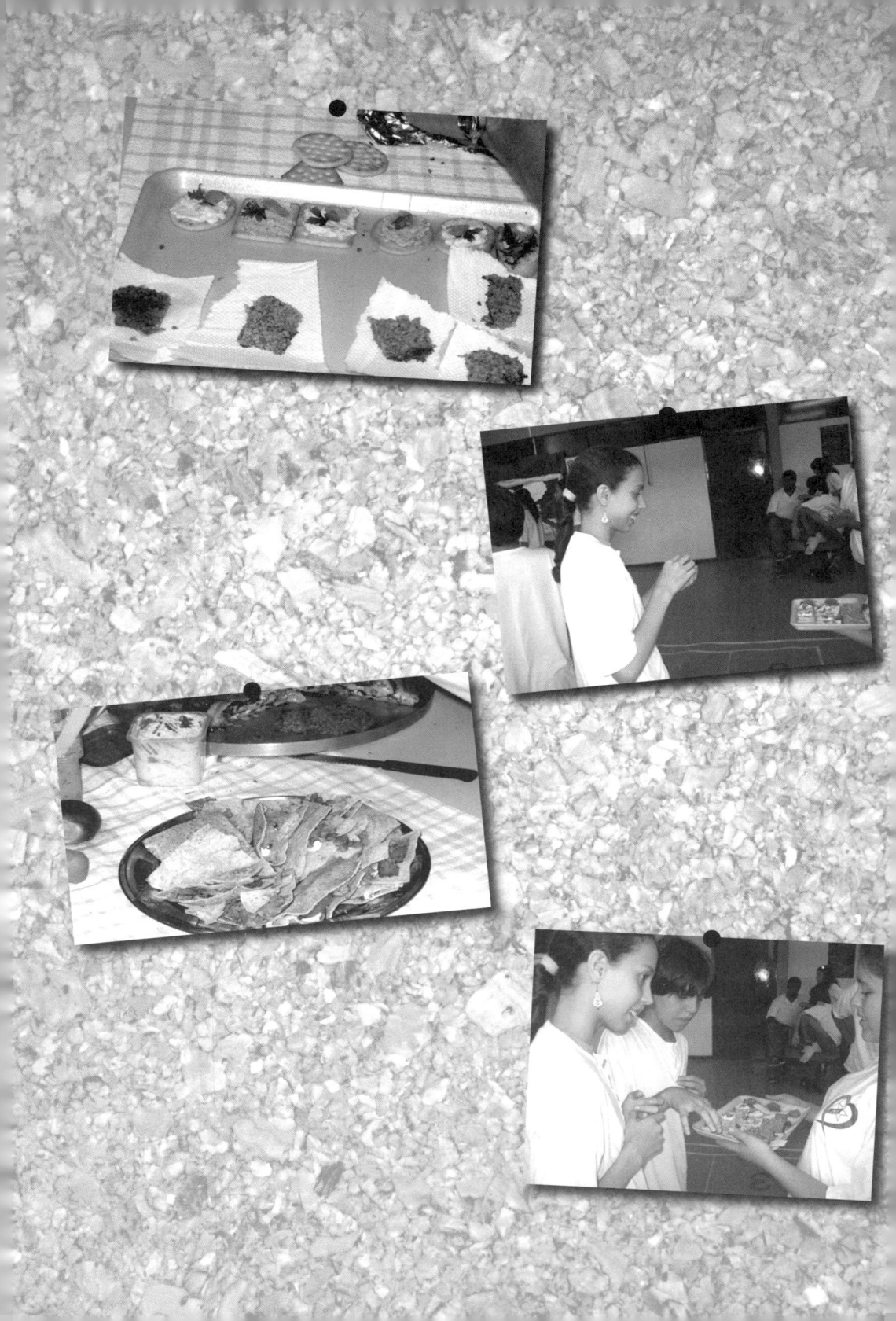

10
Instrumentos qualitativos aplicados à coleta e intervenção

Rachel Zanetta
Moacyr Nobre

A análise qualitativa é feita sob a ótica da relação dinâmica entre sujeito e objeto e da manifestação linguística dos sentidos. Nesse processo de aquisição de conhecimento, o pesquisador reconhece os significados das ações e das relações que se ocultam nas relações sociais e se intensificam na ação observada.[1] Os procedimentos qualitativos, em sua maioria, são derivados dos estudos de campo e etnográficos da antropologia. A análise é feita a partir da organização dos dados em padrões, categorias e unidades básicas descritivas. A interpretação envolve a atribuição de significado à análise, explicando os padrões encontrados e por relacionamentos entre as dimensões descritivas.[2] Na pesquisa qualitativa, a análise dos dados originais provenientes da coleta e da observação de campo consiste em cinco atividades interativas: redução, seleção continuada, simplificação, abstração e categorização.

A coleta de dados qualitativos utiliza instrumentos que permitem ao pesquisador a organização sistematizada para posterior análise: entrevistas, aberta ou semiestruturada, relato oral ou escrito, documento histórico, diário de campo derivado da observação participante, dinâmica de grupo e grupo focal. As duas últimas dinâmicas são coletadas por vídeo ou gravador e posteriormente transcritas. Os olhares indutivos, subjetivos, orientados para a ação do pesquisador, permitem compreender, interpretar e descrever resultados relativos à realidade no momento da aplicação do instrumento, dando foco ao objetivo proposto para a ação. A apresentação e a organização dos dados permitem a verificação da tomada de decisões. As conclusões são construídas traçando seus resultados por meio de explicações, configurações, fluxos de causa e efeito, identificados pelos descritores estabelecidos pela pesquisa.[3,4]

"Cada método é uma linguagem e transmite a realidade na língua em que é perguntada." Esta fala nos remete à metodologia da educação entre pares utilizada no projeto "Multiplicadores do Estilo de Vida Saudável" – uma ação entre pares adolescentes da mesma faixa etária, colegas da mesma escola. Se esta reflexão no primeiro momento nos leva a observar diretamente a linguagem por eles utilizada com seus pares, no decorrer do estudo também possibilitou a discussão da influência dessa ação.

A pesquisa qualitativa foi utilizada em dois momentos deste projeto: no início solicitando aos multiplicadores que contassem o significado "de ser" multiplicador de informações sobre estilo de vida saudável, tendo por objetivo construir a capacitação a partir do conhecimento preexistente destes adolescentes e obter material para avaliar o processo de formação por meio de redações. Ao avaliar o conteúdo pela análise do discurso, obteve-se como resposta que os multiplicadores, além de serem agentes da transmissão de conhecimento, tinham a expectativa de que o aprendizado orientasse o estilo de vida deles próprios, exemplificado na transcrição das falas que se seguem.*

> "... ter uma alimentação saudável é um pouco difícil, mas como daqui pra frente seremos professores e teremos que dar o exemplo para as 5ª series, parei de comer coisas que eu comia em grande quantidade...".
> "... alimentação que eu tenho é cheia de chiclete, espero reduzir bastante porque isso também é um vicio, e chiclete é ruim para saúde como qualquer coisa exagerada...".
> "... o InCor** vai fazer eu criar mais sabedoria...".
> "...a professora falou que vamos apreender que não precisamos deixar de comer as coisas que gostamos, que só precisamos saber como combinar os alimentos e as quantidades, espero poder aprender rápido, para deixar de ser gordinho..."
> "... quando a professora falou comigo a primeira vez pra ser multiplicador achava que não ia gostar, mas agora que a equipe do InCor veio conversar, estou curioso em poder passar pros meus colegas o que eu vou aprender...".

---

* As transcrições foram retiradas das redações dos alunos do projeto no decorrer do processo, e não sofrem correções quanto à forma e à ortografia.
** Instituto do Coração do Hospital das Clínicas da Faculdade de Medicina da Universidade de São Paulo.

As redações também foram solicitadas após 12 e 24 meses do início do projeto durante a capacitação continuada dos multiplicadores e o desenvolvimento das atividades com os pares. Complementando a informação necessária para a capacitação dos multiplicadores foi incluído como tema de redação a questão: "Sua vida é a mesma ou mudou após participar do projeto".

A estruturação cognitiva refere-se ao provimento da estrutura de pensamento e ação.[5] Dessa forma, nossa responsabilidade para com os adolescentes foi capacitá-los para a ação, como também analisar suas redações para poder assisti-los na eventualidade de mudanças pessoais decorrentes da sua participação no projeto.

A observação por meio de diferentes olhares foi de fundamental importância nestas atividades, para a percepção dos diferentes saberes e identificação dos diversos componentes culturais que envolvem o educar, considerando hábitos, valores e comportamentos predefinidos.[6] Como exemplos foram extraídas algumas falas das redações dos multiplicadores e pares, em diferentes fases do projeto:

"...minha vida mudou muito. As pessoas perguntavam o que é ser multiplicador, e quando eu explicava, percebia que um simples gesto havia mudado na minha vida. Por exemplo, dizia que quem fica perto de fumante é fumante passivo, e percebia que não ficava mais perto destas pessoas no ponto de ônibus. Não foi só minha vida que mudou, minha mãe fala que eu também fiz meu irmão mudar, agora ele pelo menos experimenta as verduras."

"... muitas coisas mudaram, por exemplo, hoje como tudo regularmente, mesmo que não vá com a cara eu experimento."

"... aprendi que sempre que gostamos do que fazemos, devemos ir em frente até conseguir."

"... na minha vida mudou muita coisa, comecei a me alimentar melhor, comecei a falar com meu pai para ele parar de fumar e beber."

"... eu mudei bastante, não totalmente, mas nem que seja um pouco, eu mudei. Eu antes ia direto comprar cigarro pra minha avó, agora não, se ela quiser fumar, ela vai, eu não participo, é meu direito."

"... no começo achei que ia ter que fazer prova com as informações e não gostei, agora que percebi que eles falam pra gente saber o que é melhor e o que é pior pra nossa saúde quero me tornar um deles, é muito legal..."

"...meu irmão é multiplicador e eu estou na quinta série, é muito legal ver ele fazendo as atividades com a gente, lá na rua ele também fala antes da bolada que

(continua)

(*continuação*)

> tem que alongar antes da pelada pra não machucar o músculo e que atividade física tem que fazer todo dia um pouco, caminhada, bicicleta, natação, que até passear com o cachorro vale ele falou pro meu pai..."

Sabemos que o aprendizado tradicional, de forma vertical, ensina o fato posto, sem reflexão, não propicia ao indivíduo o desenvolvimento da habilidade de pesquisa e limita a ação cognitiva para o pensar. O método tradicional sempre que necessita desta ação para o pensar recorre ao modelo preestabelecido, o fato ou o experimento apresentados como pronto. Na concepção utilizada com os multiplicadores, o conhecimento não pode advir do ato de "doação", mas sim do processo que se dá no contato do adolescente com seu meio, que não é estático, e sim dinâmico, em transformação contínua.[7]

> "... acho um tesão ensinar meus colegas que o cigarro tem aquele monte de porcarias."
> "... tenho orgulho em ser multiplicador, porque estou ajudando a informar o que é saudável... e alem disso fazendo do meu jeito."
> "... aprendi que podemos passar as mensagens de forma bem divertida, e isso não deixa as pessoas esquecerem."
> "....o legal é que eles chegam e jogam, cantam e fazem teatro com a gente, no fim falamos o que aprendemos e aí percebemos que aprendemos muito e é bem legal... ."
> "...eu toco violão e eles vieram pedir pra eu tocar a musica do patinho pra eles colocarem a letra do cigarro, foi o máximo, nunca mais vou esquecer, nem meu pai porque fiquei tocando e cantando pra ele toda vez que ele acendia um cigarro, ele até conversou comigo como ele tinha começado a fumar... ."

Exercícios escolares representativos das disciplinas permitem ensinar, no caso das crianças, o modo de aprender a manejar seus processos cognitivos. Ao mesmo tempo, é necessário que o professor esteja preparado à ação do falar e do ouvir, pois essa é a forma de "modelagem" entre iguais, que permite o desencadeamento do aprendizado na construção e reconstrução dos passos, levando às descobertas para diferentes formas[8] e dimensões.

> "... minha experiência positiva é poder planejar as atividades, que serão feitas com as 5ª series, pois usamos nossa imaginação para ensinar e a criatividade vai aparecendo em coisas que nunca imaginei que pudesse fazer."
>
> "...o professor de matemática disse que foi bom ele ficar em sala, porque aprendeu que não precisa ser médico pra falar de prevenção e que vai auxiliar mais os professores do projeto... ."
>
> "... foi muito bom saber que vir pra escola a pé era fazer atividade física, meus colegas sempre tiravam sarro por isso, mas agora querem saber como convenci meus pais, se é por isso que sou magro e eu posso responder e convidar eles pra caminharem comigo...só é ruim no verão porque a gente chega muito suado... ."

A exposição do conhecimento com base em problemas, na qual o professor não só comunica as conclusões científicas finais às crianças, mas em certa medida também reproduz o caminho pelo qual se chega a essas conclusões, demonstrando aos alunos o percurso exato tomado pelo pensamento científico, permite a eles percorrer o movimento dialético do pensamento em direção à verdade.[8]

> "...o projeto já me fez entender que quando temos uma informação não podemos guardar na nossa caixinha. precisamos passar para os outros mesmo que eles não acreditem. Vão escutando uma, duas, três, quatro, e mais um montão de vezes até perceberem que estamos falando o que é bom, e que ser saudável é uma opção pessoal."
>
> "...o InCor me fez criar mais sabedoria, me fez tomar coragem para um dia conseguir conversar com meu pai, que tem os vícios do álcool e do cigarro... ."
>
> "...o que mudou mesmo em minha vida foram meus pensamentos. Tinha vontade de ser uma fumante quando fosse adulta, mas não sei se agora tenho coragem."

(continua)

(*continuação*)

> "... a experiência da garrafa que fuma me deixou preocupado, não podia acreditar que só aquela fumacinha tinha tanta coisa ruim, e quando vi a cor do algodão com o 1º cigarro e da água na garrafa depois do 5º, mudou o que pensava do cigarro."
>
> "...minha mãe disse que eu tava ficando doente, porque pedi pra comer folha e deixei o pacote de bolacha na mesa, foi legal porque deu pra falar mais com ela do projeto, ela me disse que na próxima feira ia comprar umas frutas pra eu experimentar".

Assim, eles falavam das mudanças, e por entender que a observação é indispensável para o conhecimento construído pelos indivíduos na mediação do aprendizado recíproco, foi percebido que como investigadores participantes do projeto também modificamos a forma de transmitir o conteúdo, permitindo que os adolescentes crescessem no processo da própria formação. A mudança de comportamento começou a ser incentivada pelo grupo de multiplicadores principalmente quando conseguiram quebrar a timidez.

> "....mas a turma do InCor disse que não saber também é importante, porque podemos aprender mais quando perguntamos... ."
>
> "...entendi que as pessoas bebem porque é um vicio, que devemos ajudar passando a informação através do diálogo."

A ação dialógica proposta permitiu que a equipe pudesse avaliar a continuidade do processo dentro do referencial traçado, de acordo com o estabelecido por Freire.[9]

A fundamentação do conceito de zona de desenvolvimento proximal de Vygostky[10] orientou a opção pelos multiplicadores na diferenciação do que o adolescente faz sozinho daquilo que faz com ajuda de companheiros e professores.[11]

> "...agora aprendi que não precisa deixar de comer, mas controlar, colorir o prato é importante, balancear a alimentação, balancear é uma palavra nova, achei que só balanceava pneu... ."
> "... aprendi que comer tudo de monte sem balancear, pode trazer consequências ruins como a obesidade... ."
> "...minha mãe sempre encheu meu prato, agora posso dizer pra ela que só posso comer no prato fundo quando volto do futebol porque gastei muita energia, mas quando fico no vídeo game tenho que comer pouco."

Os adolescentes multiplicadores introduzem na sua ação com os pares o conceito de refeição balanceada aprendido durante a capacitação com atividades de mistura dos alimentos por meio de cores, noções de gasto energético, de quantidade consumida em função do tipo de alimento, respeitando-se a vontade e a preferência de cada indivíduo. Deixando claro que a associação dos diferentes alimentos em quantidades adequadas era a forma de compor uma alimentação balanceada.

> "...minha irmã também está aprendendo comigo e já começou a aceitar, verdura no prato, coisa que nem tinha experimentado antes."
> "...minha mãe se esconde porque disse que o cigarro é o calmante dela, e eu disse que então ia tomar pinga pra me acalmar e ela ficou assustada."
> "...muita coisa mudou depois que entrei no projeto, aprendi a ter mais atenção no que como, também virei à matraca da rua, só falo pra todo mundo os malefícios do cigarro e do álcool."
> "....muita coisa mudou depois que entrei no InCor, parei de fumar e comecei a olhar para o que é saudável."

A interferência no meio familiar também foi observada na análise das redações, dando a dimensão do alcance do projeto fora da escola.

> "...na minha família, minha tia e meu primo também estão conversando comigo e eu levo todas as informações que aprendo do cigarro."

(*continua*)

(*continuação*)

> "...não mudou muita coisa, pois eu já tinha uma alimentação mais o menos saudável."
> "...quando fomos ao InCor fizemos uma música e eu canto ela direto lá em casa, ela fala do álcool."
> "...os malefícios do fumo que também passo pro meu tio... ."
> "...fortaleci minha ideia que não devia fumar ou tomar bebida alcoólica. No dia a dia consigo falar lá em casa sobre a alimentação saudável, aprendi que não devemos ignorar os que fumam e os que bebem porque é um vicio que devemos ajudar, passando a informação através do diálogo."

A análise qualitativa do material escrito pelos 1.068 alunos que receberam a intervenção de seus pares se deu em três momentos, no início, por meio de redações, ao final do segundo ano e ao término do período de trabalho de campo, por meio de questionários, tanto nas escolas que receberam a intervenção educativa como nas escolas-controle que não receberam. O questionário fechado foi elaborado a partir das redações, composto por escalas obtidas pela nucleação da análise de discurso, para preservar as representações de ordem afetiva e volitiva, encontradas na base motivacional que reforça o sentido das condições materiais de existência, determinando os hábitos e os estilos de vida. O questionário foi aplicado com o objetivo de detectar as mudanças de hábitos dos adolescentes no período de observação.

A análise do discurso demandou quatro leituras de cada redação, buscando o sentido oculto ou o subtexto do discurso, orientados pelo referencial da psicologia sócio-histórica, que busca a compreensão da linguagem e os motivos que levam os adolescentes a determinados estilos de vida. Este sentido é variável e instável, porque é da ordem da singularidade, diferente dos significados que são estáveis e duradouros, uma vez que são socialmente hegemônicos.

Foram quatro etapas de análise. Na primeira, a leitura das redações identificou os diferentes sentidos atribuídos aos temas propostos: alimentação, atividade física, consumo de cigarro e bebida alcoólica. Os sentidos foram agrupados em dois núcleos distintos, um identificado pela opção própria do adolescente, e o outro motivado pelo contexto sociofamiliar. Os dois núcleos foram definidos a partir das hipóteses sobre a base afetivo-volitiva levantadas.[12] Para a nucleação, foram realizados cortes e recortes dos discursos contidos nas redações, quantificada segundo o número de vezes que as frases foram citadas pelos diferentes alunos, como exemplificado:

Frase	Número de vezes
Crescer	27
Doce faz mal	35
A alimentação não deixa doente	18
Adoro comer bobagem	12
Salada é bom	13
Comida saudável previne doenças	14
A alimentação repõe água	02

A terceira etapa de interpretação dos textos buscou as ambiguidades de sentido, como por exemplo:

- "doce é bom, mas estraga os dentes,"
- "arroz e feijão da dor de barriga, mas tem que comer,"
- "muito chocolate faz mal, mas é gostoso."

Nesta etapa, ainda foram identificados nos textos os aspectos afetivos manifestados nas ideias e nas ações referidas pelos adolescentes:

- "Como, porque meu pai me obriga."
- "Minha mãe não deixa comer doce antes da refeição, acho ruim."
- "Eu roubo minha mãe para comprar bala escondido."
- "Tiro cigarro da carteira do meu tio."
- "Escondo o cigarro no quarto da minha vó."
- "Digo que almocei na escola para poder comprar doce."
- "Só jogo bola no final de semana porque é perigoso, mas é bom."
- "Minha mãe não deixa eu ir brincar de bicicleta."
- "Não tenho dinheiro para academia."
- "Só tomo bebida alcoólica lá em casa e na casa do meu tio."
- "Só bebo nas festas."
- "Experimentei champanhe porque meu pai me deu."
- "Se eu não beber me chamam de babaca."

Na quarta etapa de análise de conteúdo das redações, foi desenvolvido o questionário, a partir da síntese dos sentidos e dos motivos expressos pelos adolescentes, como exemplificado:

> Assinale os alimentos que você come regularmente porque gosta:
>
> a) balas [ ]   b) chicletes [ ]   c) sorvete [ ]
> d) paçoquinha [ ]   e) pé-de-moleque [ ]   f) pipoca [ ]
> g) legumes [ ]   h) macarrão [ ]   l) arroz [ ]
> j) quibe [ ]   k) verduras [ ]   l) carne vermelha [ ]
> m) carne branca [ ]   n) frutas [ ]   o) pastel [ ]
> p) coxinha [ ]   q) esfirra [ ]   r) pipoca doce [ ]
> s) outro: Qual? _____

Na análise comparativa do questionário aplicado ao final do segundo ano com o questionário aplicado no término do projeto, foi observada uma mudança no significado atribuído aos temas trabalhados, tanto nas respostas dos alunos multiplicadores como dos seus pares. No final deste capítulo, é apresentada a síntese dos resultados obtidos do levantamento dos questionários.

Foi observada no grupo de escolas com intervenção dos multiplicadores uma redução no número de adolescentes que disseram fazer a ingestão de alimentos saudáveis por obrigação e um aumento dos que referiam ter gosto ao ingeri-los. Esta observação se refere às frutas, arroz e feijão, mas não aos legumes, que permanecem como alimentos ingeridos por obrigação.

Em relação ao aprendizado e à mudança de sentido, a diferença entre os dois grupos de escolas é mais acentuada. O grupo de intervenção demonstrou ter maior mudança do significado atribuído aos alimentos do tipo verdura e legumes – de "ruim" para "saudável".

Na questão que se refere ao consumo de carne branca, observou-se uma redução na proporção de adolescentes das escolas de intervenção que referem consumo por obrigação e um aumento na proporção dos que consomem por gosto. Paradoxalmente é o grupo-controle que cita a diminuição do consumo de carne vermelha, ao passo que aumenta o consumo no grupo de intervenção. As mensagens colocadas em cartazes pelos multiplicadores orientaram o consumo de quibe assado, carne assada, bife na chapa, carne de panela, com pouca gordura, em substituição aos salgadinhos e frituras: "Você já experimentou hambúrguer assado? Se já, parabéns pela opção saudável, se não, experimente, seu coração agradece"... "Você sabe porque ao comer salgadinho, coxinha, pastel e outras guloseimas fritas você sente seu estomago cheio? É porque a gordura dá essa sensação de coisa pesada. Já pensou nisso? Se ainda não, compare a sensação ao comer carne magra assada, um bife na chapa, um *nugget* assado e perceba a diferença. Você não ficará balão! Sua fome acabará de verdade, porque seu organismo utilizará coisas mais saudáveis do que um monte de gordura". Essas falas podem ter levado ao aumento de consumo da carne vermelha no grupo de intervenção, fato não observado e refletido pela equipe durante a observação de campo.

Ao término do período de observação de campo, os adolescentes dos dois grupos de escolas não se diferenciam no sentido do atribuir gosto à comida saudável, como bom ou ruim. Assim como também não se diferenciam na manutenção da concepção que a comida saudável, mesmo que ruim, é a que a mãe manda comer, provavelmente pela postura de negação que os adolescentes apresentam em relação à orientação feita pelos pais.

Os dados obtidos com relação aos alimentos do tipo guloseimas e salgadinhos, como pipoca doce, pé-de-moleque, paçoca, amendoim e pão de queijo, foram o inverso do que se pretendia. O grupo-controle apresentou maior redução do consumo ao final do período de observação. É possível que esse resultado tenha sofrido a influência da mudança no tipo de alimento oferecido nas escolas, ocorrida durante o transcorrer do projeto, como o início da merenda por meio do balcão *self-service* e a oferta de salgados assados pela cantina.

Ambos os grupos apresentaram aumento dos valores de saúde atribuídos ao hábito do fumo. Diminuiu a percepção de que o fumo diminui o estresse, ou de que quem fuma pode parar quando quiser. Aumentou, nos dois grupos, a concepção de que quem fica perto de fumante torna-se um fumante passivo. A única diferença a favor da intervenção é o aumento da percepção de que quem fuma faz mal às pessoas do seu grupo social. As repostas dadas com relação ao uso do cigarro indicam a necessidade de reforçar as ações educativas nessa direção.

As justificativas dadas para o consumo de bebidas alcoólicas pelos adolescentes no início da observação de campo, quando tinham entre 11 e 12 anos, não se repetiram ao final da observação, quando parte importante deles já experimentou bebida. Seria necessário estender a pesquisa para melhor compreender os motivos que levam os adolescentes ao consumo de álcool.

Ocorreu uma mudança do sentido dado à atividade física nos dois grupos observados. A principal diferença é que o grupo de intervenção apresentou maior quantidade de alunos que passaram a atribuir a prevenção de doenças à prática de exercícios, já o grupo-controle não fez essa associação.

As diferentes categorias encontradas nas considerações do tabagismo, do alcoolismo, da alimentação e da atividade física podem ser verificadas na síntese dos resultados obtidos no levantamento de 1.068 questionários ao final do projeto:

A análise revela quatro categorias com relação ao fumo:

- **Doença** – a maioria dos adolescentes, 91,6%, concorda plenamente que o cigarro provoca doenças. Desses, 94,6% respondem que causa câncer de pulmão, e 93,5%, câncer de boca e falta de ar, e 83,4%, câncer de garganta. A mesma proporção é encontrada com relação ao fumo provocar dano cardíaco, sendo 57,5% para pressão alta. Há uma alta porcentagem, 64,3% dos adolescentes que indicam a impotência. Outro risco apontado refere-se à gestação, 89,6% afirmam que a mulher grávida que fuma prejudica o bebê, e 57,4%, que provoca aborto.
- **Meio Ambiente** – nesta categoria, estão agrupados os motivos referentes aos prejuízos ambientais que o cigarro provoca: 81,6% reconhecem que o hábito pode provocar incêndios; 89,3%, que contribui para o aumento da poluição; e 91,4% acreditam que o cigarro pode provocar tosse.
- **Socioafetivo** – nesta categoria, estão incluídos os motivos que se referem às necessidades pessoais e as que afetam a inserção ao grupo. Quanto ao primeiro: 80,1% respondem que quem fuma acha gostoso; 64,6% acham que os adolescentes fumam porque acham que não faz mal; 13,8%, para não sentirem fome, 49,8%,

por falta de conhecimento; 30,7%, para afetar os pais, 35,3%, porque alguém vende; 61,8% relatam que começam fumar para se acalmar; 53,8%, por motivo de solidão; 72,4%, para esquecer problemas, e 67,9%, por estar com raiva ou revolta. Dentre os motivos referentes à inserção socioafetiva, eles apontam para duas dimensões: uma positiva, na qual o cigarro favorece a sociabilidade, e uma negativa, que segrega o fumante. Com relação à positiva, temos que 12,8% fumam para se enturmar; 67,2%, para ter amigos; 71,9%, porque acha divertido; 66,2%, porque é bacana; 60,1%, para parecer mais velho; 65,5%, porque acha bonito; e 69,8%, para chamar a atenção. Os aspectos negativos do cigarro referem-se a fatores que promovem a segregação do adolescente: 94,9% dizem que a boca fica amarga e os dentes amarelos; 95,7%, que causa mau hálito; 84,7% diz que quem fuma cheira mal; 88,1%, que quem fica perto de quem fuma pode achar ruim, e 80,9%, que podem ficar fedidos; 73,1% reconhecem que podem perder amigos; 76,7%, que quem fuma prejudica as pessoas à sua volta; 58,0%, que quem fica perto é fumante passivo e também pode adoecer; 65,0%, que incomoda os outros.

- **Droga** – nesta categoria, procurou-se levantar a relação que os adolescentes estabelecem entre dependência, vício e droga; 93,4% dizem que quem fuma pode "entrar" nas drogas; 81,1%, que o cigarro é droga; 75,1% considera que o cigarro é droga legalizada. Com relação à dependência, 43,0% afirmam que quem fuma pode parar quando quiser. Embora aspectos relativos à influência não tenham sido trabalhados como tema foi significativo o relato de 88%, que reconhecem que a maior influência vem dos amigos; tanto pela oferta, 85,4%, como pela pressão para que fumem, 81,4%. Em seguida, vem a influência dos adultos em 79,6% das respostas, sendo 57,1% por oferecimento e 52,2% por pressão para experimentar. Os pais também influenciam pelo oferecimento em 22,4% das respostas, ou mesmo por pressão para iniciar, em 18,5%. Outras influências relatadas se referem à propaganda, em 62,5%, e à televisão, em 49,8%.

A análise revela cinco categorias com relação à experimentação da bebida alcoólica:

- **Doença** – 86,5% dos adolescentes concordam que o álcool provoca doenças; 86,8% dizem que ficam nervosos; 51,7%, que causa doenças do coração; 50,6%, cirrose; 48,5%, doenças de pulmão; 59,1%, outras doenças.
- **Meio Ambiente** – nesta categoria, 92,3% reconhecem que quando o adolescente começa a beber também começa a roubar; 92,0% arrumam briga; 90,9% causam muitos problemas; 90,4% ficam descontrolados; 88,2% se acidentam; 75,9% podem morrer.
- **Mídia** – a influência da TV é reconhecida por 65,8% e da propaganda por 71,0% das respostas. Quando questionados sobre o que fariam para orientar outros adolescentes, 85,5% sugerem que ocorra orientação para o adolescente ser forte e dizer "não, obrigado"; 77,3%, que os comerciais de cervejas sejam proibidos; 76,8%, que ocorram mais propagandas institucionais que veiculem o prejuízo da bebida.
- **Droga** – 79% dos adolescentes dizem que o álcool vicia; 66,5%, que é difícil largar, e 31,3% associam ao uso de outras drogas.
- **Socioafetivo** – nesta categoria, estão incluídos os motivos relativos às necessidades das pessoas e as que afetam a sua inserção no grupo. Quanto ao primeiro motivo encontrado, 71,3% dos adolescentes falam que começam a beber para pertencer ao grupo; 61,7%, porque os colegas mandam; 66,4%, para ter amigos; 66,1%, para ter prazer; 80,8%, porque acham que é bom e legal; 77,9%, para se mostrar; 65,6%, porque acham bonito; 72,9%, porque é divertido; 66,2%, para se distrair; 77,3%, para não ser careta, 63,1%, para que os outros não tirem sarro, e 77,2%, porque acham que é normal. Quanto ao primeiro contato com bebida alcoólica, 61,4% relatam que o adolescente começa porque quer; 59,8%, porque é moda; 32,1%, por brincadeira; 84,4%, por curiosidade; 51,6%, porque os pais não orientam; 44,2%, porque acham que podem tudo. Os adolescentes dizem que a possibilidade da experimentação está vinculada aos problemas em 76,3%; pela depressão, 65,3%; porque tem mágoa, 67,2%; por se sentirem nervosos, 76,3%; pela perda de alguém, 82,2%; pela falta de informação de que faz mal, 62,9%; por aposta, 64,8%; por dificuldades, 67,7%; por falta do que fazer, 59,1%; o fumo preocupa a mãe, 92,3%; o fumo envergonha a família, 80,4%. Sobre as influências, identificam os amigos, 89,9%; por oferecerem, 86,4%, ou por pressão, 83,4%; 84,0% deles reconhecem que

a curiosidade colabora para a experimentação, e 61% reconhecem que é por autodeterminação. A influência dos pais é reconhecida por 33,4%; 22,9%, por oferta, e 18,6%, por pressão.

A análise referente à atividade física define duas categorias:

- **Prevenção** – com relação aos benefícios para a saúde, 79,5% afirmam que ajuda a prevenir doenças; 92,6%, fortalecer os ossos; 88,7%, melhorar a circulação; 75,8%, aliviar o estresse; 79,4%, beneficiar o pulmão; 86,8%, beneficiar o coração; 96,1%, beneficiar a saúde. Concordam que atividade física fortalece os músculos, 93,9%; ou deixa a pessoa mais forte, 97,9%; ajuda a crescer, 75,1%; ajuda a emagrecer, 73,1%; combate o colesterol alto, 56,6%.
- **Socioafetiva** – referem-se ao sedentarismo, aula de educação física; atividade física em horas de lazer; e competição esportiva. Com relação aos valores atribuídos para a prática da atividade física, tratam como brincadeira gostosa de se fazer, boa para saúde, ajuda a emagrecer, ajuda a prevenir doenças, aliviar o estresse e prevenir doenças. Nas meninas, o percentual foi de 54,7%; 59,2%; 60,9% e 65,4%, respectivamente. Nos meninos, 84,7%; 87,3%; 87,9% e 89,8%, respectivamente.

A análise sobre a alimentação define duas categorias:

- **Socioafetiva** – os adolescentes respondem que comem regularmente porque gostam: arroz, 92,5%; frutas, 92,2%; feijão, 88,9%; macarrão, 88,8%; balas, 87%; sorvete, 85%; pastel, 80%; carne vermelha, 79,9%; chicletes, 79,7%; pão-de-queijo, 75,8%; esfirra, 75,4%; verdura, 75,2%; coxinha, 74,4%; pipoca salgada, 72%; legumes, 67,6%; carne branca, 62,9%; quibe, 58,7%; amendoim, 57,8%; paçoquinha, 57,0%; pipoca doce, 56,7%; e pé-de-moleque, 48,1%. Responderam que comem comida saudável porque gostam, 86,7%; 70,6%, porque enche a barriga, e 27,8% comem porque o pai manda. Quem não come diz que não o faz porque todo dia enjoa, 39,3%; porque aprenderam a não comer quando criança, 45,6 e 37,5%, porque não tem escolha. Quando a questão é sobre comida saudável, referem-se ao arroz e feijão, 92,1%; frutas, 91,8%; verduras e legumes, 89,7%; carnes brancas e peixes, 73,7%; carnes vermelhas e ovos, 57,8%. Na questão sobre os alimentos comidos regularmente por obrigação, 62,6% se referem aos legumes; 59,1%, verduras; 53,9%, feijão; 50,3%, arroz; 46,2%, frutas; 42,6%, carne vermelha; 40,1%, carne branca; 37,2%, macarrão. A pergunta sobre a ingestão de comida saudável apenas por obrigação foi respondida positivamente por 32,4% dos adolescentes; porque a mãe não deixa comer outra coisa, 35,9%; porque a mãe compra, 76,6%; e que comem seguindo exemplo dos adultos, 65,0%. Gostam de comida saudável, 67,1%, de doces, 57,2%, e salgadinhos, 47,6%. As guloseimas podem dar prazer, 83,6%.

- **Saúde** – Quando abordados sobre o conteúdo das guloseimas, 84,1% se referem ao conteúdo de açúcar, e 59,4%, gordura. A guloseima como fonte de energia e força é referida por 19,9% dos adolescentes. As guloseimas e doces podem estragar os dentes para 95,0% dos adolescentes; engordar, para 89,6%. Para as guloseimas salgadas, 88,6% dizem que contêm excesso de sal; podem engordar, 80,3%; em excesso faz mal, 75,5%; podem dar prazer, 50,9%; podem estragar os dentes, 50,4%; e podem fazer bem para saúde, 30,6%.

REFERÊNCIAS

1. Lakatos EM, Marconi MA. Metodologia do trabalho científico: procedimentos básicos de pesquisa bibliográfica, projeto e relatório, publicações e trabalhos científicos. São Paulo: Atlas, 1983.
2. Patton MQ. Qualitative research and evolution methods. 3rd ed. Thousand Oaks, CA: Sage Publication; 2002.
3. Miles MB, Huberman AM. Qualitative data analysis: a sourcebook of new methods. Beverly Hills, CA: Sage Publications; 1984.
4. Santos BS. Um discurso sobre as ciências. 10ª ed. Porto: Edições Afrontamento; 1998.
5. Moll LC. Vygotsky e a educação: implicações pedagógicas da psicologia sócio-histórica. Porto Alegre: Artes Médicas; 1996
6. Velho G. Individualismo e cultura: notas para uma antropologia da sociedades contemporânea. 2ª ed. Rio de Janeiro: Zahar; 1987. p. 121-32.
7. Freire P. Pedagogia do oprimido. 44ª ed. Rio de Janeiro: Paz e Terra; 2006.
8. Lipman M. Natasha: diálogos vygotskianos. Porto Alegre. Artes Médicas; 1997
9. Freire P. Aprendendo com a própria história. Rio de Janeiro: Paz e Terra, 1987.

10. Vygostsky LS. Psicologia pedagógica. São Paulo: Martins Fontes; 2004.
11. Gadotti M. A voz do biógrafo brasileiro: a prática à altura do sonho. Rev FAEEBA. 1997 Jan-Jun: 4(7):33-69.
12. Sawaia BB. Introduzindo a afetividade na reflexão sobre estética, imaginação e constituição do sujeito. In: Da Ros SZ, Maheirie K, Zanella AV, editores. Relações estéticas, atividade criadora e imaginação: sujeitos e (em) experiência. Florianópolis: NUP/UFSC; 2006. p. 85-95.

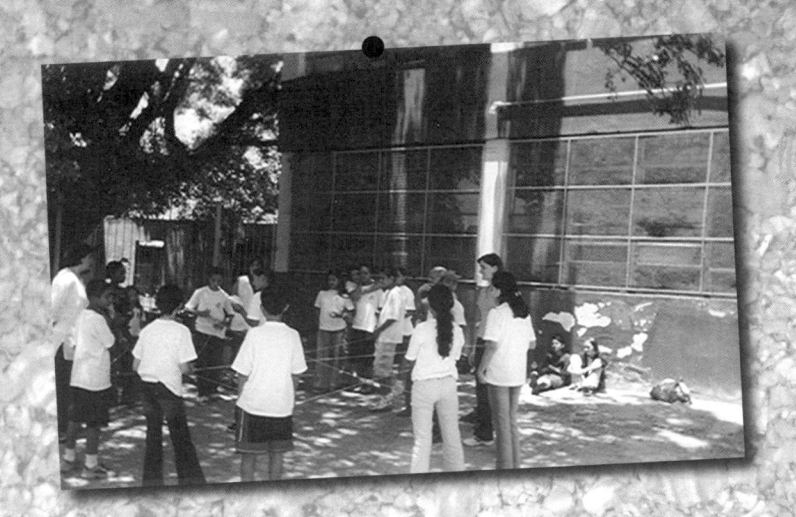

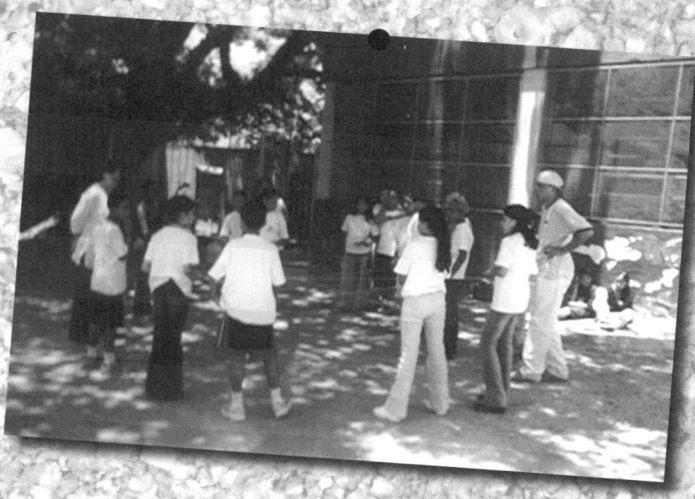

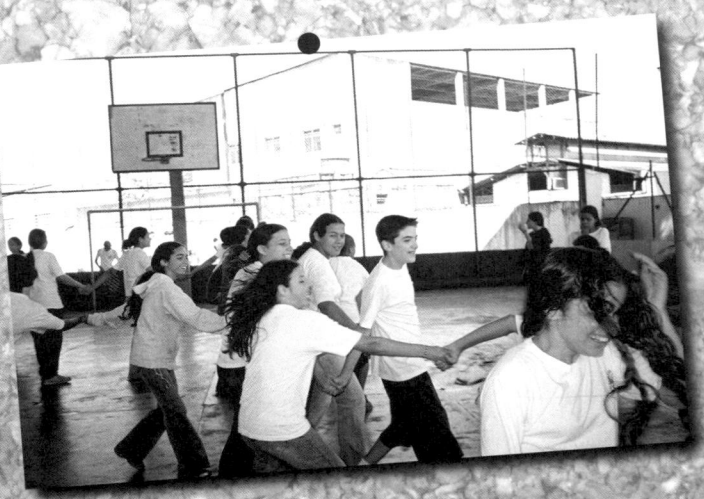

11

Representação dos hábitos alimentares e atividade física na adolescência

Luciana Maria Oliveira Fonseca Ianeta
Rachel Zanetta
Moacyr Nobre

Trazer a informação epidemiológica para que a população a ser estudada seja compreendida, buscar subsídios na cardiologia para entender a patologia a ser trabalhada e entrar no universo da educação são ações que enriquecem a formação de profissionais da área da saúde ou educação que desejam atingir os indivíduos nas atividades em grupo para que se beneficiem de um novo aprendizado.

Essa é uma abordagem interdisciplinar, que exige dos profissionais das diferentes áreas a revisão de sua prática, que não pode mais se restringir a um determinado campo do conhecimento. A onipotência daqueles que se julgam donos do saber se transforma em comportamento obsoleto. Desse modo, será propiciada aos profissionais a troca do conhecimento e a construção do aprendizado cotidiano por meio da prática.

A pesquisa ensina que é necessário pensar sobre a prevenção primária para a doença cardiovascular o quanto antes, trabalhando na adolescência, mas sempre que possível, iniciando-se na infância.[1] Independente da idade, é necessário que os pais estejam inseridos no processo para que o trabalho seja plenamente realizado.

O reconhecimento da representação[2] que os adolescentes fazem sobre os hábitos alimentares e a atividade física pode facilitar o processo de intervenção para a prevenção primária.

A metodologia de estudo com ênfase em dados qualitativos é apropriada na avaliação de como os adolescentes pensam, representam e se comportam diante de temas do cotidiano, como alimentação, atividade física, peso corporal, risco de adoecer, da forma como naturalmente ocorrem.

A opção pelo estudo qualitativo se justifica pela coleta de dados em função das características culturais e cognitivas que aos autores interessa identificar. Entre as técnicas utilizadas foram escolhidas as análises de registro do observador participante e as atividades ludopedagógicas desenvolvidas com dois grupos de adolescentes de uma mesma escola.[3]

O delineamento de estudo escolhido foi do tipo qualitativo, tanto na forma de coletar como de analisar os dados, cuja coleta foi feita de forma prospectiva, durante os encontros, ao longo do tempo, com dois grupos de adolescentes, em que o conhecimento construído, sob orientação, caracteriza uma intervenção educativa no âmbito da saúde individual dos participantes. Os grupos de adolescentes se diferenciam pela presença de doença cardiovascular nos pais em um dos grupos e ausência da doença na família no outro grupo.

Foram estudados alunos de ambos os sexos, com idades variando entre 13 a 15 anos, matriculados na 7ª série do ensino fundamental, em uma escola estadual situada na zona norte do município de São Paulo, pertencente à Diretoria Regional de Ensino Centro da Secretaria de Educação do Estado de São Paulo, no ano de 2004.

Foram convidados alunos em uma quantidade considerada adequada para a realização das dinâmicas trabalhadas, uma vez por semana, durante 3 meses, perfazendo um total de 10 reuniões para cada grupo. A presente proposta foi desenvolvida com atividades ludopedagógicas para a compreensão das representações dos adolescentes, bem como para possibilitar aos grupos a construção do conhecimento sobre hábitos saudáveis.

As técnicas utilizadas nos grupos basearam-se na metodologia dialógica[4] e em algumas categorias do modelo do grupo operativo.[5] Para o desenvolvimento das atividades dos grupos, foram incluídas as funções de coordenação e observação participante, que também analisaram as atividades segundo categorias pertencentes à técnica do grupo operativo, denominadas tarefa, dinâmica visível, liderança, vínculo, comunicação e aprendizagem. Durante as reuniões, as comunicações verbais e gestuais dos participantes também foram registradas.

Foram utilizadas as seguintes técnicas de investigação qualitativa[6] para identificação das representações: registros escritos, memória das reuniões, colagens, moldes em argila, falas interpretadas por ocasião da representação teatral e desenho do corpo humano em papel craft. As tarefas propostas para cada reunião partiram da realidade vivida pelos adolescentes, sensibilizados por técnicas motivadoras, que surgiam à medida que o grupo se desenvolvia e o vínculo se estabelecia. As técnicas ludopedagógicas motivadoras das atividades de grupo cumpriu o seguinte cronograma:

- 1ª reunião – Atividade de apresentação e contrato.
- 2ª reunião – Observações sobre a colagem.
- 3ª reunião – Observações sobre o desenho do corpo humano.
- 4ª reunião – Observações sobre a modelagem em argila.
- 5ª reunião – Atividade dialógica.
- 6ª reunião – Observações sobre a representação por meio do teatro.
- 7ª reunião – Atividade dialógica.
- 8ª reunião – Atividade de pintura das peças modeladas em argila.
- 9ª reunião – Segunda atividade de teatro.
- 10ª reunião – Segunda atividade avaliativa por meio de colagem.

O modelo transteorético[7] foi utilizado para analisar as representações e eventuais modificações nas representações ocorridas durante as atividades dos grupos.

Os grupos se diferenciaram em relação à crença nas informações dos pais. Mesmo quando a doença em seus familiares está instalada, o grupo tem dificuldade em seguir as orientações sobre saúde que não são legitimadas por exemplos de cuidados dentro do grupo familiar. É preciso pensar na importância da identificação desse grupo familiar com o adolescente, porque se ela não ocorrer, a busca de informação se dará por outras formas e eventuais vínculos de confiança, independent da repercussão para a saúde. O vínculo poderá ser estabelecido entre os próprios adolescentes, ou com profissionais, que passam a fazer parte de suas vidas por período mais prolongado, como o professor, o pedagogo, o psicólogo, o médico, a enfermeira, a nutricionista, o educador físico, entre outros. As intervenções educativas podem ser oportunizadas pelos vínculos que se estabelecem, como observado na ação multiplicadora entre pares adolescentes, relatada em outros capítulos deste livro.

Esse aspecto levanta a possibilidade de que o conjunto de necessidades que os adolescentes têm quanto ao papel de seus pais fica muito confuso, transformando-os em pessoas descartadas em relação às orientações.[8] Por outro lado, o papel pode limitar-se às preocupações quanto à manutenção material do adolescente, abrindo espaço para que eles procurem outras pessoas dentro ou fora do contexto familiar para suas necessidades e questionamentos.

As interferências dos valores culturais do meio social em que vivem colaboraram para os significados que os adolescentes conferem à prática de atividade física, aos esportes e à alimentação saudável. O aprendizado que possibilita distinguir entre alimentação saudável e não saudável fica ainda mais limitado pela dificuldade de compreender a diferença entre qualidade e tipo de alimento.

A reflexão sobre a qualidade nutricional dos diferentes tipos de alimento, a conceituação do consumo calórico e do gasto energético, manifestadas nas atividades dos grupos, contribuíram para modificações do hábito alimentar e início da prática de atividade física de forma regular de elementos do grupo.

A presença de doença cardiovascular na família pode ser observada na influência sobre a representação dos adolescentes, demonstrada pelo conhecimento preexistente sobre questões de saúde e doença, pela relação interpessoal de vínculo dentro do grupo e pela referência sobre os familiares doentes. No outro grupo, entretanto, a manifestação do vínculo se dá pela construção de relacionamento de amizade e coleguismo decorrentes do fato de participarem da mesma proposta, sugerindo a necessidade de uma proposta de trabalho diferenciada e adaptada para cada um dos grupos.

A intervenção por meio de grupos educativos[4,5,9] se mostrou útil para observar as representações dos adolescentes sobre hábitos alimentares e práticas de atividade física no contexto da promoção da saúde cardiovascular. Durante as atividades dos grupos educativos, foi possível avaliar a informação preexistente dos adolescentes, como também estabelecer com eles um diálogo construtivo para a prevenção primária dos fatores de risco relacionados com essas representações.

O resultado mais relevante avaliado pela matriz de Prochaska e DiClemente[7] é que o número de dez reuniões não foi suficiente para os grupos se manterem no estágio de preparação para mudança, oscilando com o estágio de contemplação. A representação dos temas de alimentação e atividade física foi modificada nos dois grupos, que passaram do estágio de pré-contemplação para contemplação.

A análise feita pela matriz de Pichon-Rivière[5] demonstra que o aprendizado do grupo sem história familiar aparece de forma clara como conhecimento construído sobre os temas propostos durante as atividades do grupo, e o grupo com história familiar demonstra possuir maior quantidade de conhecimento preexistente, mas adquire novos conceitos de maneira mais lenta. Isso justifica as diferentes formas de abordagem e condução das atividades que foram empregadas no presente trabalho.

A falta de credibilidade observada na maior parte dos adolescentes do grupo sem risco familiar quanto à orientação recebida dos pais esteve associada à postura de maior questionamento e curiosidade no decorrer das atividades do grupo. A maior quantidade de conhecimento preexistente dos adolescentes com história familiar esteve associado com maior componente de negação frente às atividades propostas, necessitando o uso de técnicas motivadoras para sensibilizá-los para o aprendizado.

A proposta de ensino da prática de atividade física como benefício para a saúde, prevenção de doenças cardiovasculares e promoção da cidadania se diferencia da representação habitual do esporte e da competição feita a qualquer pretexto, como queimar energia, divertir-se e sobrepor-se ao outro. Esse padrão comum de representação dificulta o entendimento dos benefícios associados ao ganho ou à manutenção da saúde. Os meios de comunicação colaboram com a representação do esporte como meio de ganho individual, social ou coletivo, porque não enfatizam seus aspectos inerentes para aprendizado de habilidades, como treinar, persistir, perseverar, além de não destacar os ganhos individuais de conquista do próprio *self*, para tornar-se um ser humano mais completo. Foi discutido pelos grupos a perda de peso dos pilotos, boxeadores, judocas, antes e durante as competições, confundindo o valor do benefício, tanto no plano individual como no plano social, sugerindo valores do tipo: vale qualquer sacrifício para ser vencedor. Contrapõem-se a isso os valores que permeiam o convívio social, estimulando-se a preservação de comportamento saudáveis, o controle da violência entre torcidas rivais nos estádios de futebol e a convivência pacífica entre os povos, em vez da busca pela hegemonia político-econômica entre as nações.

A adolescência pode ser entendida como uma ampliação importante dos graus de autonomia pessoal e diferenciação em relação à família. A convivência com os pares dentro dos grupos ganha especial dimensão nessa fase da vida. Diferentes situações podem provocar limitações nos ganhos decorrentes desse período da vida, tanto pelo aspecto econômico como pelo educacional, além das limitações eventualmente impostas pela vivência da doença no ambiente familiar. O eixo cognitivo do processo educativo se dá por meio da experiência, percepção, sensação, imaginação, representação da educação alimentar, que deve ser trabalhada em todas as esferas da vida humana.[1]

É preciso mudar a trama afetiva cristalizada, para libertar a imaginação e a ação coletiva.[10] Para os adolescentes em especial, mais do que ensinar a pescar, é necessário escutar os discursos que produzem para, assim, abrir caminho para o aprendizado do novo.

As técnicas pedagógicas propiciam aos grupos o desenvolvimento esperado para o estabelecimento do aprendizado. Por meio da ação proposta pela técnica, eles estabelecem o diálogo e a escuta, como preconiza o método freireano.[11]

O trabalho coletivo em grupo educativo, fundamentado no conhecimento prévio, na interação e no diálogo[1] teve como objetivo o caráter informativo, reflexivo e de suporte para os questionamentos trazidos pelos adolescentes, cuja curiosidade foi instigada de modo que o processo de ensino-aprendizagem fosse estimulado. A curiosidade leva à compreensão do que se encontra na órbita da sensibilidade e do desafio.

Paulo Freire tem como proposta a obtenção de conhecimento por meio do rompimento da acomodação e da dependência, permitindo a reciprocidade entre as pessoas e a elaboração crítica da apropriação da realidade. É um processo dialético em que educador e educando estão imersos em uma aventura de descobrimento compartilhado. O sujeito necessita experimentar, na prática, a transformação da situação para que possa libertar-se de modelos opressores, comprometendo-se com o processo educativo de maneira consciente e crítica, pela compreensão do seu papel de transformador. Nesse ponto, a proposta de Pichon-Rivière,[5] de Psicologia Social, permite a compreensão do processo de elaboração do conhecimento em um jogo dialético entre o sujeito e o seu contexto. A dialética pichoniana é uma estratégia destinada não só a comunicar conhecimento, como também a desenvolver e modificar atitudes.

O objetivo da aprendizagem, segundo a visão da psicologia,[12] diz que os adolescentes estão prontos para recriar seus conceitos quando visualizam, de forma lúdica, o real vivido com o real transmitido. O paradoxo "criado--encontrado" deve ser contemplado no processo ensino aprendizagem para que a informação seja absorvida de forma singular e criativa. A criatividade do processo educativo se fundamenta no diálogo e se manifesta quando o educador não é o que apenas educa, mas o que, enquanto educa, é educado.[1] Educador e educando se tornam sujeitos do processo em que crescem juntos e em que os "argumentos de autoridade" já não valem. Trabalhar os aspectos referentes às necessidades do adolescente, que pode no contexto grupal dificultar a apreensão de novos conceitos, constitui uma linha de pesquisa produtiva, que pode ser discutida pelas propostas de Winnicott e Paulo Freire na ação, na criação, na liberdade e na autonomia.

O trabalho de grupo educativo com base na proposta do grupo operativo[5] possibilita a determinação da tarefa compartilhada entre os educadores e os educandos componentes do grupo, independente do eixo criado entre as reuniões para sua continuidade. O consenso estabelecido pelo grupo, por meio do vínculo, salienta a liderança, dá espaço à dinâmica visível e à comunicação e estabelece o aprendizado.

REFERÊNCIAS

1. Nobre MRC, Domingues RZL, Sawaia BB, Lancarotte I. Ação multiplicadora para educação em saúde nas escolas. In: Taddei JAAC, editor. Jornadas científicas do NISAN: núcleo interdepartamental de segurança alimentar e nutricional 2004-2005. Barueri: Minha Editora; 2007. p. 203-16.
2. Moscovici S, Hewstone A. De la ciência al sentido comum. In: Moscovici S, editor. Psicologia social. Barcelona: Paidós; 1985. p.679-710. v.1.
3. Japiassu ROV. Repensando o ensino de arte na educação escolar básica: projeto oficinas de criação. Rev Educ CEAP. 1996;4(12):42-8.
4. Freire P. Pedagogia do oprimido. 44ª ed. Rio de Janeiro: Paz e Terra; 2006.
5. Pichon-Riviére E. O processo grupal. 7ª ed. São Paulo: Martins Fontes; 2005.
6. Lakatos EM, Marconi MA. Metodologia do trabalho científico: procedimentos básicos de pesquisa bibliográfica, projeto e relatório, publicações e trabalhos científicos. São Paulo: Atlas, 1983.
7. Prochaska JO, DiClemente CC. Transtheorical therapy: toward a more integrative model of change. Psycother Theory Res Pract. 1982;19(3):161-73.
8. Winnicott DW. O ambiente e os processos de maturação: estudos sobre a teoria do desenvolvimento emocional. Porto Alegre: Artes Médicas; 1990. p. 218-24.
9. Prochaska JO, DiClemente CC, Norcross JC. In search of how people change. Applications to addictive behaviors. Am Psychol. 1992 Sep;47(9):1102-14.
10. Sawaia B. Estratégias educativas para intervenções preventivas na saúde. In: XXVI Congresso da Sociedade de Cardiologia do Estado de São Paulo; 2005 maio 12-14; Campos do Jordão, SP.
11. Wallerstein N. Empoderamento, participación social y promoción de salud. Albuquerque: Universidad de Novo Mexico; 2005.
12. Winnicott DW. O brincar e a realidade. Rio de Janeiro: Imago; 1975.

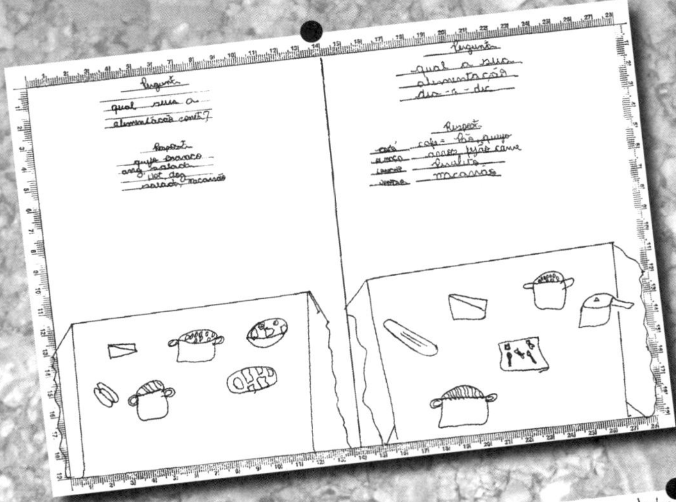

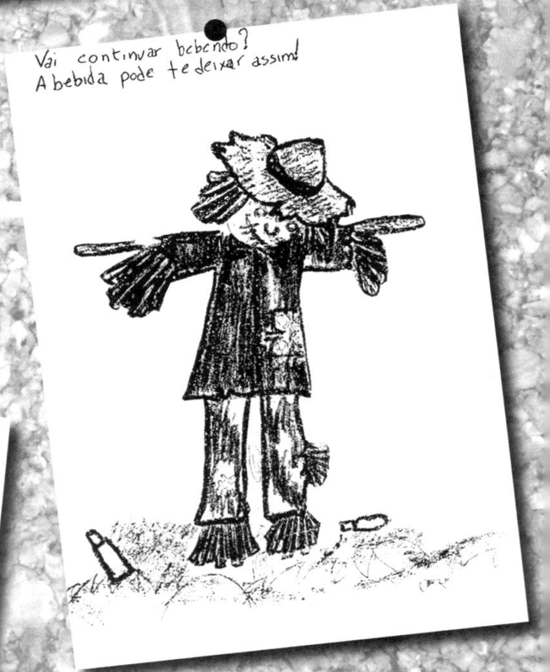

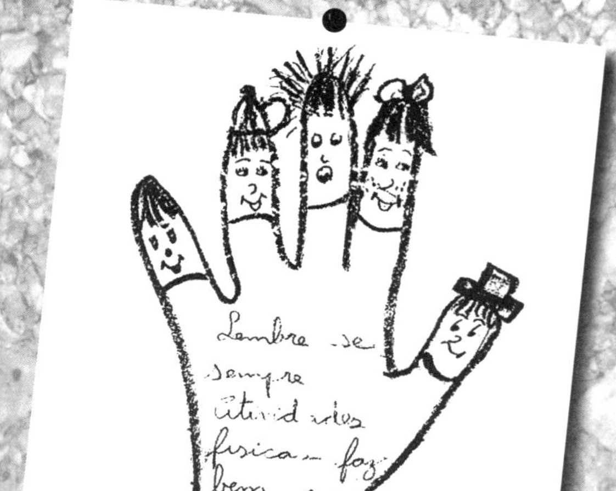

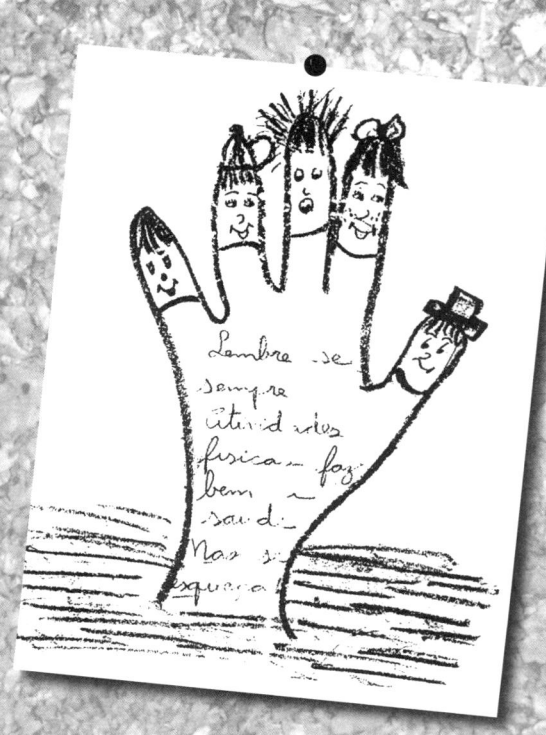

12

Grupo focal na avaliação da concepção e da prática de docentes de escolas públicas sobre a prevenção da doença cardiovascular

Maria Silvia Sanchez Bortolozzo
Rachel Zanetta
Moacyr Nobre

O grupo focal foi o instrumento de investigação adotado em nosso trabalho de pesquisa para compreender como os professores concebem o risco à saúde cardiovascular e como integram os temas transversais – alimentação, prática de atividade física, tabagismo e consumo de bebidas alcoólicas – ao ensino de suas disciplinas no cotidiano de suas aulas.

Os PCNs,[1] documento que subsidia pedagogicamente a LDB,[2] nos Temas Transversais, mencionam a escola como

> "(...) a instituição que, privilegiadamente, pode transformar-se num espaço genuíno de promoção para a saúde". "(...) Durante a infância e a adolescência, épocas decisivas na construção de condutas, a escola passa a assumir papel destacado por sua potencialidade para o desenvolvimento de um trabalho sistematizado e contínuo. Precisa, por isso, assumir explicitamente a responsabilidade pela educação para a saúde, já que a conformação de atitudes estará fortemente associada a valores que o professor e toda comunidade escolar transmitirão inevitavelmente aos alunos durante o convívio cotidiano." (...) "A adolescência representa uma ampliação importante dos graus de autonomia e diferenciação em relação à família e a vivência entre pares ganha especial dimensão. Ocorrem, de forma simultânea e aparentemente contraditória, a busca de afirmação da identidade pessoal e uma intensa padronização de comportamentos que simboliza a pertinência ao grupo, com normas de convivência, costumes, valores e interesses compartilhados."[1]

Historicamente, a Educação em Saúde no Brasil, do século XIX até meados do século XX, era reconhecida no âmbito da Educação Sanitária, tendo como objetivo a relação do ser humano com o meio ambiente. Seus conteúdos tinham por base a concepção das regras e das normas de prevenção de doenças por meio da orientação ambiental com foco na higiene pessoal e comunitária. Um profissional da área de saúde era o executor das atividades de orientação para a saúde que ocorriam nas escolas. Na contemporaneidade, a educação em saúde assume um olhar de reflexão sobre as teorias e a integração dos saberes do senso comum ao saber científico. Os sujeitos, ao participarem do processo de reflexão, sentem-se mais responsáveis e autônomos frente à sua saúde.

No contato diário com os alunos, os professores podem introduzir os conteúdos de saúde em suas aulas como tema transversal. Dessa forma, abre-se um espaço para que os adolescentes possam discutir sobre hábitos, atitudes e valores, refletindo e posicionando-se sobre a prática do estilo de vida mais saudável quando a informação sobre prevenção em saúde é colocada em evidência.

A educação em saúde possibilita ao indivíduo o reconhecimento de seus hábitos a partir dos fenômenos decorrentes da representação social sobre o meio em que vive, nos diferentes aspectos socioambientais, das atitudes e crenças, que são absorvidas a partir de outros indivíduos ou grupos pela subjetividade da vida em sociedade, reproduzindo o aprendizado social manifesto nas influências cognitivas, comportamentais e ambientais.[3,4]

Estudos epidemiológicos apontam uma enorme relação entre os fatores de riscos comportamentais, ambientais e genéticos e as doenças cardiovasculares. Alguns desses fatores, já estão bem estudados e segundo Dawber e Mann,[5] são modificáveis se houver informação, reflexão e ação sobre os comportamentos de risco que ocasionam obesidade, dislipidemia, tabagismo, sedentarismo e hipertensão arterial. Apesar do conhecimento das causas dessas morbidades, estudos comprovam que há um aumento crescente da taxa de sobrepeso, obesidade e tamanho da cintura pélvica em crianças na faixa etária escolar.[6,7] As doenças associadas ao estilo de vida decorrem de hábitos inadequados adotados na sociedade atual, distribuindo-se de forma igualitária entre pessoas de diferentes faixas de renda e posições socioeconômicas, diferentemente das doenças especificamente associadas com a pobreza.

A Unidade de Epidemiologia Clínica do InCor-HCFMUSP, atendendo à necessidade de promover a saúde e prevenir a doença cardiovascular, realizou a formação de professores para implantação do Programa denominado "Multiplicadores em Estilo de Vida Saudável para a Prevenção da Doença Cardiovascular na Idade Adulta em Escolas Públicas". O programa, do ponto de vista metodológico, adota a *educação entre pares* visando o desenvolvimento de condições para uma mudança do estilo de vida de alunos e professores e o sentido de desenvolver responsabilidade individual sobre a própria saúde, de contagiar seus familiares e a comunidade da qual fazem parte. Com a colaboração dos docentes que passaram pelo programa, os escolares recebem orientações para atuar como multiplicadores do estilo de vida saudável junto a seus colegas.

Este trabalho de pesquisa definiu categorias de análise para comparar os professores que receberam formação pelo programa com os que não foram capacitados e que pertenciam a escolas diferentes. O objetivo principal foi avaliar como os docentes concebem e praticam em sala de aula as questões ligadas à promoção da saúde e prevenção da doença cardiovascular.

A técnica de grupo focal[8] foi utilizada por permitir o reconhecimento da multiplicidade de pontos de vista e processos emocionais que emergem no contexto da interação do grupo, captando significados, que dificilmente poderiam ser verificados por outros métodos de observação, de entrevista ou de questionário.[9] Os dados produzidos no discurso dos professores, de acordo com Denzin e Lincoln,[10] representam interpretações subjetivas, resultado de processos interativos, considerando que o ser humano lida com os objetos somente baseado nos significados que tem deles. O significado sobre os objetos é criado a partir da interação social que se inicia no contato com outras pessoas. O pesquisador reúne pedaços da realidade, um processo que gera unidade emocional para a experiência interpretativa.

De acordo com Veiga e Gondim,[11] o grupo focal é importante, pois permite compreender o processo de construção das percepções, das atitudes e das representações sociais de grupos humanos. Uma das maiores riquezas do grupo focal está em basear-se na tendência humana de formar opiniões e atitudes na interação com outros indivíduos.[12] Desse modo, esta técnica foi considerada adequada para trabalhos nos quais se pretendia levantar valores de grupos bem definidos – neste caso, os professores capacitados e os que não receberam orientação pelo programa desenvolvido pelo InCor-HC-FMUSP.

A análise dos dados tratou o conjunto dos procedimentos, de forma a organizá-los objetivamente, para revelar, com a maior isenção possível, a realidade percebida pelos integrantes do grupo e como eles se relacionaram com o objeto do estudo. O foco está nos consensos e dissensos produzidos e nas citações textuais dos participantes, que ilustram os resultados finais da análise.[13]

As categorias de análise de acordo com a perspectiva construcionista* foram extraídas dos relatos verbais e identificaram a produção de sentido que os docentes atribuíram à prática de atividade física, aos hábitos alimentares, ao consumo de cigarros e às bebidas alcoólicas. Assim, pode-se avaliar como os professores descrevem, explicam ou contabilizam o mundo em que vivem, na perspectiva de que o conhecimento é algo que as pessoas alcançam juntas.[14]

As práticas discursivas constituem ações, seleções, escolhas, linguagens e contextos obtidos nas falas dos professores,[15] e que foram transcritas e classificadas em níveis de concepções que estes possuem e foram hospedadas em uma matriz elaborada especificamente para este fim, com base em DiClemente e Prochaska.[16] Esses autores desenvolveram um modelo transteorético para avaliar a mudança de comportamento frente aos fatores de risco à saúde, e que, neste caso, adaptou-se para verificar a mudança de concepção sobre o ensino de saúde e prevenção da doença cardiovascular. Utilizou-se ainda um modelo semelhante para caracterizar o saber prático do professor, sob o aspecto reflexivo da razão e da ação, proposto por Libâneo.[17] Os padrões de conhecimento prático em muito se assemelham aos padrões de mudança comportamental de DiClemente e Prochaska.[16]

As questões-problema aplicadas ao grupo-focal foram elaboradas com base em um rol de informação sobre saúde cardiovascular desenvolvida no programa Multiplicadores de Estilo de vida Saudável conforme o Quadro 12.1. As questões serviram para evidenciar o conhecimento formal e informal, o qual constituem a concepção docente e como o conhecimento prático é tratado com estratégia didática.

---

* A noção de indivíduo é uma construção social, de acordo com a análise apresentada em Rose N, Miller P. Political power beyond the State: problematics of government. The British Journal of Sociology. 1992; 43(2):173-205.

QUADRO 12.1 — Rol de informações em promoção da saúde e prevenção à doença cardiovascular

Informações conceituais (concepção) em prevenção da doença cardiovascular	Informações cognitivas que inferem mudança na prática da sala de aula nos aspectos de hábitos, de comportamentos, de atitudes e de valores
Associação entre estilo de vida e doenças cardiovasculares	Utilização de atitudes valorativas em saúde cardiovascular
Valorização da atividade física moderada	Percepção socioambiental para mudança alimentar; atividade física, hábito do fumo, consumo de álcool (estímulos do meio social: informações e ações)
Adequação de hábitos alimentares (com aumento do consumo de frutas e verduras e redução da ingesta de gordura saturada, açúcares e sal)	Percepção psicossocial (aspectos psicológicos e sociais) para o desencorajamento ao tabagismo e à ingesta de álcool
Conscientização dos problemas ocasionados pelo uso do tabaco	Valorização sociocognitiva (contatos interpessoais) para o engajamento em atividades físicas moderadas, mudança alimentar
Regulamentação da ingesta de álcool	Desencorajamento ao tabagismo e à ingesta de álcool
Valorização da manutenção do peso corporal	

A partir da transcrição do discurso dos professores que participaram dos dois grupos focais, foram selecionadas unidades de sentido sobre concepção e prática em saúde, argumentos e intenções declaradas[18] sobre fatores de risco e prevenção da doença cardiovascular.

No Quadro 12.2, tais unidades foram agrupadas em níveis, de acordo com o consenso ou dissenso expressados pelos docentes e hospedados em duas matrizes adaptadas dos autores DiClemente, Prochaska e Libâneo.[16,17]

Os professores que participaram dos dois grupos focais são representantes das disciplinas de Arte, Matemática, Inglês, Língua Portuguesa, Educação Física, Biologia e Ciências, com tempo médio de magistério de

QUADRO 12.2 Etapas ou níveis de concepção e prática docente em promoção e prevenção à doença cardiovascular

Concepção em promoção da saúde cardiovascular	Prática em promoção da saúde cardiovascular
Não informado – não demonstram possuir qualquer conhecimento sobre os temas	Não sabe – não possuem qualquer informação, não sabem ensinar o tema em foco e não o fazem
Informado – detêm algumas informações sobre os temas	Autorreflexão – estão informados sobre os temas, sabem ensinar, mas só tratam destes temas se questionados pelos alunos
Comprometido – têm conhecimentos sobre os temas e apresentam argumentos consistentes, na maioria das vezes corretos. Esses conhecimentos provêm dos meios de comunicação ou adquiridos por situações de experiências de vida	Intencionalidade – estão informados sobre os temas a partir de questões pessoais e culturais relacionadas à saúde e/ou pelas notícias veiculadas na mídia; portanto, sabem ensinar e o fazem atendendo as orientações propostas pelos órgãos centrais e/ou por sua própria iniciativa
Ação – têm informações sobre os temas por meio de leituras, pesquisa, cursos, palestras e são capazes de explicar procedimentos, hábitos, atitudes e comportamentos que empregam em seu próprio benefício, de sua família e socialmente	Ação – estão informados sobre os temas de saúde e possuem hábitos, atitudes e comportamentos saudáveis adotados em sua vida; sabem ensinar e o fazem sendo capazes de modificar e adequar ao contexto escolar às orientações externas
Manutenção – têm informações sobre os temas e demonstram agir de forma sistemática, contínua e duradoura. Expõem sobre hábitos saudáveis adotados em suas vidas por questões culturais, motivos familiares, por enfermidade, por cura da enfermidade, para a educação de filhos	Empoderamento – estão informados e mantêm um estilo de vida saudável adquirido na família, na escola, em tratamentos médicos ou em curso de formação; sabem ensinar e ensinam pela própria convicção, com autonomia e de maneira contextualizada

8 anos. Em sua maioria, pertencem ao sexo feminino, são funcionários efetivos e trabalham na mesma escola em média há três anos. As escolas localizam-se na mesma área geográfica, mesma Divisão Regional de Ensino, com clientela escolar residente na comunidade, com índices de desempenho de promoção, de retenção e de evasão próximos, com nível de

inclusão-exclusão social entre 0,80 a 0,50,* definido pelo recorte distrital do espaço urbano que compara os tamanhos e formas dos polígonos centrais aos polígonos das regiões de borda, denotando heterogeneidade de comportamentos mais extremos e os respectivos distritos relacionados a esses comportamentos.**

Resultado do grupo focal com relação à concepção dos professores que passaram pelo Programa Prevenção da Saúde Cardiovascular.

Para a adequação de hábitos alimentares, eles apresentam um discurso relacionado ao aumento do consumo de frutas e de verduras e à redução da ingesta de gordura animal, açúcares e sal:

> (....) "comento sobre a merenda que de saudável não tem nada. É muito salgada, um dia comi e fiquei tomando água o dia inteiro!"
> (...) "na escola a gente sempre vê chegarem frutas e verduras (...). Acredito que há uma verba para a merenda (....) uma parceria talvez? (...) ou da APM."
> (...) "os professores comem e incentivam os alunos. Tem sempre os pratos quentes e frutas. Os que não querem, trazem lanche de casa ou compram na cantina, mas lá não tem fritura, já é um ganho!"

Quanto à valorização da atividade física moderada, eles apresentam informações sobre os benefícios à saúde e relacionam as ações de prevenção ao conhecimento que o projeto proporcionou à comunidade escolar e se expressam:

> "(...) tem uma estagiária que faz um intervalo com atividades físicas para os alunos; (...) em vez deles estarem no videogame, no computador ou na lan house,

(continua)

---

* Iexi – Índice composto de exclusão/inclusão social que agrega variáveis pelos campos de autonomia, qualidade de vida, desenvolvimento humano, democracia e cidadania e sua composição final para o índice de exclusão/inclusão social, conforme Sposati A. Mapa de Exclusão/inclusão social de São Paulo: EDUC, 1996.
** Os índices se baseiam na construção de resultados estatísticos a partir da matriz de vizinhança de Wij, conforme Getis A, Ord JK. The analysis of spatial association by use of distance statistics. Geographical Analysis. 1995; 24(3):189-206.

(*continuação*)

> participam de atividades na universidade, na quadra do corpo de bombeiro, no Ibirapuera, isto também compete ao projeto."
> "(...) os próprios (alunos) multiplicadores preparam as atividades sugeridas para trabalhar com os colegas, que a gente chama de pares, que seria realizado com as crianças no pátio ou na quadra."
> "(...) os professores de educação física ajudam os alunos a prepararem as atividades, então de certa forma, o projeto proporcionou o envolvimento do corpo docente."

Quanto à conscientização sobre os problemas ocasionados pelo uso do tabaco, eles possuem informações sobre os estímulos do meio social e comentam:

> "(...) eu acho esse assunto super delicado, pois pode levar às drogas, trabalhamos por conta do projeto."
> (...) "nós queríamos coisas que pudessem exemplificar melhor os temas. Em função do projeto, trabalhamos os quatro temas (atividade física, alimentação, a questão do tabagismo e do álcool)."
> (...) "quando trabalhamos sobre o cigarro, uma forma de falar que fumar faz mal à saúde não é suficiente, então mostramos o que acontece com o pulmão de uma pessoa que fuma (relato sobre uma atividade – a garrafa que fuma –, montagem realizada pelos alunos e demonstrada para professores, alunos e pais)."

Quanto ao tema regulamentação da ingesta de álcool, eles possuem informações sobre estímulos do meio social e se referem à relação dialógica que estabelecem com os alunos:

> (...) "eles têm todas as informações, (...) os alunos trazem os problemas que vivem em casa."
> (...) "eles veem reportagens e perguntam. Professor porque se diz que um pouco de vinho faz bem? Ele viu uma reportagem."
> (...) "os alunos não encaram o álcool como problema; (...) com o projeto fizemos a atividade da vassoura, para comparar que uma pessoa que bebe perde o reflexo, então discutimos em grupo e aquela sementinha fica plantada."

Quanto à percepção socioambiental para a mudança alimentar, estímulos do meio social: informações e ações, no consenso os docentes argumentam:

> (...) "As crianças têm um pouco de preconceito em relação à merenda.
> (...) "no começo é complicado, eles querem pastel, chicletes, querem salgadinho 'fofura'. (...) depois, começam a acostumar, porque não tem mais! (professor ao se referir à restrição de fritura na cantina por determinação de Resolução de Secretaria de Educação do Estado de São Paulo)."
> (...) "na minha escola isso não acontece, não se tem consciência da importância que ela pode ter nesta comunidade. (...) então nós poderemos ser os multiplicadores na escola e levar o projeto!."

Quanto à associação entre estilo de vida saudável e doenças cardiovasculares, embora para o grupo focal se considere a opinião geral do grupo com consenso ou dissenso, os professores opinaram de forma independente quando questionados, atribuindo grau diferenciado de sentido para associação entre estilo de vida saudável e doenças cardiovasculares. Eles citaram em seus discursos todos os fatores de risco para as doenças cardiovasculares, atribuindo igual importância à alimentação e ao sedentarismo, sendo menos presente o álcool e o fumo.

Quanto ao resultado do grupo focal com relação à prática dos professores que passaram pelo programa prevenção da saúde cardiovascular, o que concerne à saúde cardiovascular e prática docente, foram observadas informações associadas à interdisciplinaridade no consenso dos professores capacitados:

> (...) "o que e o quanto comemos e o que necessita para suas atividades pode ser utilizado em matemática com regra de três e em outras disciplinas."
> (...) "aparece pela própria disciplina, eles perguntam, principalmente as meninas, na questão de dieta, o que faço para emagrecer professora? Os meninos querem ficar fortes, se preocupam com o corpo."

(continua)

(*continuação*)

> (...) "sou professora de arte, mas independente eu vejo a importância que as questões de qualidade de vida têm para os alunos, muda comportamentos."
> (...) "outro facilitador foram alguns professores, embora não tenhamos conseguido todos, a escola é muito grande, então alguns colaboraram cedendo suas aulas para a formação dos multiplicadores."
> (...) "eu sou parceira delas (de duas professoras) nesse projeto e tratamos de saúde, só que agora dentro de nossas aulas. Não acontece como antes, que envolvia mais professores, e tinha os alunos multiplicadores."
> (...) "a disponibilidade dos alunos em serem multiplicadores, eles estudavam de manhã e vinham à tarde (...). No replanejamento, tentaremos implantar os multiplicadores novamente, vou passar para os outros professores e esse ano vai ser mais fácil porque passamos de 18 para 51 professores efetivos."

Quanto ao resultado do grupo focal com relação à concepção dos professores que não passaram pelo programa de prevenção de doença cardiovascular, para a categoria em que configura a associação entre informações valorativas em saúde cardiovascular, eles não atribuem grau de importância aos fatores de risco e doenças cardiovasculares e argumentam:

> (...) "eu falo que as doenças cardiovasculares têm jeito, você pode colocar um marca-passo, mas no fígado não!"
> (...) "eu sinto isso, e para a gente que é leigo, há gente que passa a vida inteira comendo gordura animal e não acontece nada; há quem pratique esporte e lá com 48 anos tem um ataque e morre na quadra de tênis."
> (...) "Um aluno teve um ataque fulminante e nunca tinha sido diagnosticado nada (...) quando há uma demonstração desse tipo de doença ou problema nas pessoas (silêncio) e eu não sei nada sobre o assunto mesmo!"

Quanto à categoria adequação de hábitos alimentares, constituída por aumento do consumo de frutas e verduras, redução da ingesta de gordura animal, açúcar e sal, os professores se referiram ao tema de forma subjetiva. Comentaram sobre a merenda escolar nas relações factuais observadas no cotidiano; no entanto, não apresentaram nenhuma proposta de ação educativa:

> (...) "às vezes quando eu vejo um aluno que está comendo errado, eu levanto para dizer e ele responde: mas professora! Você também está gordinha."
> (...) "Eu estava meio inconformada dentro das minhas aulas, comecei a observar mais os meus alunos, a questioná-los. (...) comem lanche, só refrigerante, sanduíche, (...) eles não tem preocupação (...) e assim vai, eu tento influenciar muito."
> "(...) não adianta entregar um trabalho assim, se você não faz dessa forma (...) você come tudo o que pôs aqui, salada? Eles mentem. Não dá né professora!" (referência a uma atividade de ciências sobre cardápio e caloria).

Com relação à valorização da atividade física moderada e benefícios à saúde cardiovascular, foram encontrados argumentos que não expressam o conceito de atividade física moderada em oposição ao sedentarismo. Eles comentaram sobre o desinteresse do aluno e o seu não envolvimento nas atividades de sala de aula:

> (...) "Isso aí que você falou, Agita Galera. Todo mundo tem que fazer 15 minutos de atividade física. (...) Tem que fazer 15 minutos, eles não desencostam do pilar. Sedentarismo!!!!"
> (...) "fico impressionada com a preguiça que eles têm, eu não me conformo, ficam lá parados e sempre reclamando."
> (...) "você faz o quê, você pratica um esporte, não; (...) você ajuda a limpar sua casa, não; você sai pelo menos para ajudar a fazer compra, não. Então pelo jeito você também está com preguiça mental. Ah! eu não estou a fim de pensar não!"

No discurso sobre percepção psicossocial e ações para o desencorajamento ao tabagismo, quando o tema aparece nas aulas, não demonstraram ter informações sobre os malefícios do cigarro, nem a relação com prevenção das doenças cardiovasculares:

> (...) "aparece assim: (fala do aluno) ah! eu vou morrer assim mesmo!!!"
> (...) "eu não suporto (cigarro), comigo eles comentam, comentam sobre doenças, meu pai faleceu por fumar a vida toda."
> (...) "eu fumava dois a três maços e eu vou chegar a parar. Eles perguntam professora, parou? No meu caso é invertido, eles estão me cobrando!"

Com relação à percepção psicossocial e ações para o desencorajamento à ingesta de bebidas alcoólicas, eles demonstram não estar preparados para tratar do tema, e em seus discursos apenas relataram ocorrências em sala de aula, sem propostas de ação:

> (...) "tema alcoolismo não, eles não falam da bebida."
> (...) "eles falam de pais, mães, tios e irmãos (que bebem)."
> (...) "ele já chega daquele jeito? E Má (se referindo ao tratamento do aluno) ele é calmo, não atrapalha a aula e fica na dele, mas você bate o olho já sabe!"

Quanto à associação entre estilo de vida saudável e doenças cardiovasculares, os professores referiram-se à ordem de importância dos fatores relacionados às doenças cardiovasculares e que a carga genética deveria ser considerada. Embora, para o grupo focal, levou-se em conta a opinião geral do grupo como consenso ou dissenso, os professores que passaram pelo programa opinaram de forma independente quando questionados, atribuindo grau diferenciado de sentido para associação entre estilo de vida saudável e doenças cardiovasculares. Os estilos de vida citados com mais frequência foram alimentação, sedentarismo, e, com menos frequência, o álcool e o fumo.

Um dos professores que obteve a formação se refere à relevância do fator genético associado aos demais fatores, exemplificando seu discurso com citações de seu conhecimento pessoal.

Os que não passaram pela formação também se referiram de forma independente uns dos outros quanto à importância que davam aos fatores de risco para as doenças cardiovasculares, porém não apresentaram a mesma segurança das respostas dos professores que tiveram formação e não argumentaram de forma convincente.

Quanto ao resultado do grupo focal com relação à prática dos professores que não passaram pelo programa de prevenção de doença cardiovascular, e no que concerne à saúde cardiovascular e prática docente:

> (...) "penso que deveria trabalhar com projeto."
> (...) "sempre que eu posso converso alguma coisa que pode influenciar, mas de maneira informal. (...) geralmente (na escola) não tem discussão com relação à merenda."
> (...) "eu estou pensando em um trabalho com calorias (agora que você está falando) seria interessante utilizar as coisas do Agita São Paulo."

De forma independente, argumentaram quanto à importância que concebem aos fatores de risco para as doenças cardiovasculares, porém não foram convincentes em suas afirmações:

> (...) "o fumo está em primeiro lugar, porque 'anda' com as pessoas."
> (...) "não faz diferença (este professor atribui o mesmo grau de importância)."
> (...) "depende, é uma questão genética."
> (...) "existe uma reação diferente em cada pessoa."
> (...) "o conjunto deles."
> (...) "é uma pergunta difícil, talvez um pouco de todos."
> (...) "não tem resposta certa."

A síntese dos resultados com relação à concepção de professores que passaram pelos programas demonstrou que eles estavam no estágio de *comprometimento*, ou em fase de *preparação*, pois no diálogo estabelecem relação entre os fatores de risco associados à saúde cardiovascular e estilo de vida saudável. O grupo atribuiu sentido aos conteúdos específicos à alimentação e à atividade física, mas apresentaram dificuldade no tratamento dos temas tabagismo e consumo de álcool. O conhecimento sobre os primeiros temas parecem ter sido adquiridos na formação pelo programa, ou por outras influências adquiridas pelo conhecimento pessoal, pelos meios de comunicação ou em outras situações de aprendizagem. Os professores demonstraram agir com relação à própria saúde e de sua família valorizando determinados comportamentos, hábitos e atitudes com relação à alimentação e atividade física para a prevenção da doença cardiovascular.

Foram identificados alguns professores em estágio mais avançado de conhecimento, ou seja, no nível de *ação*, por apresentarem informações mais específicas sobre os fatores de risco, supondo que foram adquiridos na formação pelos programas, por meio de cursos, palestras, orientações técnicas, leituras, pesquisa e conhecimento pessoal. Valorizaram hábitos, atitudes e comportamentos para uma vida saudável como benefício do aluno, de si, de sua família e da coletividade. Demonstraram agir de forma contínua e sistemática em ações preventivas para a saúde cardiovascular.

Com relação à prática, uma parte dos professores demonstraram estar no estágio de *intencionalidade* de ensinar, estando informados sobre os temas tratados a partir de questões pessoais e culturais relacionadas à saúde e/ou pelas notícias veiculadas na mídia; portanto, sabem ensinar e o fazem atendendo às questões específicas trazidas pelos alunos, de acordo com orientações propostas pelos órgãos centrais e/ou por sua própria iniciativa.

Alguns, em número mais reduzido, demonstraram estar em nível de *ação* para a prática pedagógica, por possuírem informações corretas sobre os temas de saúde, praticarem hábitos, terem atitudes e comportamentos saudáveis adotados em sua vida. Sabem ensinar e ensinam, sendo capazes de modificar a sequência da aula e adaptar à situação que se apresenta para o momento no contexto escolar ou por demanda de orientações externas.

Ao comparar o discurso dos professores que não passaram e os que passaram pelos programas, foi possível verificar a evolução da informação para a concepção e a prática docente quanto aos temas relacionados à alimentação e à prática de atividade física. No entanto, não se observa considerável mudança na concepção e na prática docente sobre os temas tabagismo e uso de bebidas alcoólicas.

Os professores que não passaram pelos programas demonstraram não estarem informados sobre os temas de saúde cardiovascular, pois de acordo com os excertos, não apresentaram proposta de ação preventiva para os alunos por não saberem ensinar esses temas, embora manifestem reconhecer a necessidade de trabalhar com ações preventivas na escola.

Quanto aos professores que passaram pelos programas, eles comentaram sobre propostas de atividades relacionadas com o conteúdo trabalhado em suas aulas, independente da disciplina que ministram, ou explicitaram sobre sua disciplina como ferramenta a serviço do ensino de saúde (cálculo de calorias usando porcentagem e regra de três, a partir de um cardápio com cálculos matemáticos de consumo energético). Citaram também projetos e campanhas que são introduzidas na escola pela Secretaria de Educação do Estado e sua aplicação em sala de aula, estabelecendo relação com os temas tratados no grupo focal; relataram sobre o uso de recursos didáticos para apoio ao ensino de saúde (revistas, jornais, vídeos); citaram o Projeto InCor como importante na formação docente; explicaram o trabalho dos professores com os alunos (pares multiplicadores) a partir da intervenção educativa de acordo com a filosofia do projeto InCor; comentaram que o projeto está documentado no Plano Político Pedagógico da escola; esclareceram que as crianças mudaram seus hábitos a partir das atividades desenvolvidas em sala de aula, e que os alunos passaram a cobrar da escola a interrupção das ações do projeto; demonstraram entender o vínculo de sua disciplina com o tema transversal sobre saúde.

Relataram ainda que as escolas que desenvolveram o projeto e tiveram de parar por problemas circunstanciais promoveram adaptações para dar continuidade às ações, e cada professor envolvido continuou tratando os temas em suas aulas; comentaram sobre noções de hábitos saudáveis, criticaram e propuseram soluções; explicaram propostas que a gestão encontrou para enriquecer a merenda, trabalhando o preconceito em relação a ela.

Discutiram sobre a cantina diante da resolução da Secretaria de Educação do Estado, que regulamenta a venda de doces, frituras e refrigerantes, tanto os professores que passaram pelos programas como os que não receberam formação; houve evolução nas ideias expressas pelos professores que participaram da formação em relação aos que não participaram.

Houve um envolvimento de alguns professores na APM para batalhar por melhores alimentos para os alunos, o que serviu para troca de experiências, e propuseram atividades inovadoras, auxiliando os alunos multiplicadores a preparar atividades, para trabalharem com seus colegas (atividade da garrafa que fuma e atividade da vassoura).

Apresentaram maior dificuldade em tratar assuntos sobre álcool e cigarro, pois são questões sociais referentes aos pais que bebem e fumam, resultando em questões sobre violência (preconceitos e tabus).

Relataram sobre sua saúde, sendo que alguns professores estão conscientes sobre a prevenção às doenças cardiovasculares. Comentaram sobre o sedentarismo, atribuindo consequências para a saúde cardiovascular do ponto de vista da própria saúde e dos alunos. Aumentou a colaboração entre professores atuando em atividades interdisciplinares, esclarecendo questões dos alunos, cedendo suas aulas para outros professores como consequência do programa na escola.

Comentaram que as escolas adaptaram a filosofia do projeto à sua realidade (algumas formaram multiplicadores, em outras, os próprios professores foram os multiplicadores).

Apontaram a presença da universidade como facilitador para a realização do programa na escola, pelo acompanhamento e orientação de professores e do grupo gestor. Indicaram como um fator dificultador para a continuidade das ações do programa a mudança de horário de professores, que ocorre de um ano para o outro como consequência do processo de atribuição de aulas, dificultando o encontro e a parceria estabelecida entre docentes já capacitados e operantes na formação dos multiplicadores. Indicaram, ainda, como fatores dificultadores a mudança de direção e as reformas no prédio da escola para a continuidade do programa.

Quanto aos professores que não passaram pelos programas, os professores de Ciências e Biologia comentaram que abordam os temas saúde em suas aulas atendendo às expectativas dos alunos ou comentando assuntos da mídia, ou ainda relatando atitudes e comportamentos dos adolescentes a respeito dos temas alimentação, sedentarismo, fumo e álcool. Mencionaram que os próprios conhecimentos provêm de cursos, de palestras e da busca de informações em unidades de saúde próximas da escola. Muitas das atividades citadas pelo professor de Ciências ou de Educação Física têm relação com conteúdo previsto no currículo (rótulo-caloria; pirâmide alimentar; sistema reprodutor, etc.). Os professores que relacionam temas de saúde com currículo buscando a interdisciplinaridade e transversalidade são aqueles com uma visão socioconstrutivista (professor de história ao comparar alimentação dos povos através dos tempos não só no aspecto cultural e social, mas ao introduzir conceitos de saúde). Alguns citaram a importância da escola e do professor nos encaminhamentos de alunos para unidades de saúde, ao apresentarem sintomas de doenças e, no atendimento à comunidade, quando são procurados para orientações sobre questões de saúde.

Alguns professores argumentaram que não se sentem preparados para abordar temas cheios de tabus, preconceitos e problemas que afetam os alunos, como as doenças e até mesmo a morte.

Os docentes disseram que acham importante trabalhar de forma interdisciplinar e em colaboração com outros colegas. Demonstraram não ter grande preocupação com a sua própria saúde (obesidade, fumo, alimentação inadequada). Alguns confundem a falta de vontade do aluno em realizar atividade física (por falta de motivação) e preguiça mental.

Falaram sobre problemas dos alunos, mas não propuseram atividades que pudessem confrontar ideias para construir conhecimento.

Comentaram mais outros assuntos sobre saúde, como verminose, higiene, drogas, Aids, gravidez do que sobre os temas que são os pilares da saúde cardiovascular.

Explicaram que a merenda preparada na escola é muito ruim e salgada. Falaram sobre a merendeira que fuma na janela da cozinha, mas a maioria deles não propõe alternativas e muito menos leva o questionamento para sala de aula ou para o grupo gestor. Apenas um professor de Ciências e um de Educação Física disseram trabalhar essas questões em sala de aula.

Comentaram que trabalham com projetos e programas encaminhados à escola pela Secretaria da Educação, campanhas do tipo Agita Galera, Agita São Paulo, Projeto Balcão; concursos.

Disseram que os alunos mais velhos se interessam mais por temas de saúde que os mais novos.

Alegaram que há muita indisciplina dos alunos, relacionando-a com preguiça mental, falta de interesse pelas atividades da educação física. Os meninos só querem jogar bola, e as meninas não querem se exercitar, só se interessam pela cultura do corpo e sobre dietas emagrecedoras.

Ainda que o currículo integrado tenha inúmeros argumentos teóricos e práticos que avaliam sua pertinência, a maioria dos docentes encontra dificuldade em desenvolvê-los em suas aulas. Identificou-se uma diversidade de concepção e prática do grupo de professores na adoção do tema transversal saúde com enfoque nos fatores de risco às doenças cardiovasculares.

Para a superação de obstáculos, é importante que a formação continuada possa auxiliar na progressão de suas ideias, colocando-os em situação de reflexão sobre a importância de integrar a temática de saúde de forma interdisciplinar e transversal.

Os Quadros 12.3 e 12.4 apresentam a síntese dos resultados do grupo focal quanto à prevenção da doença cardiovascular.

Pode-se concluir pela análise do discurso dos professores no grupo focal que existem obstáculos de natureza interna relacionados à própria vida escolar e acadêmica dos docentes. De acordo com as concepções de ensino e aprendizagem que possuem, com enfoque de ensino mais tradicional, de transição ou socioconstrutivista, eles repetem modelos com seus alunos. Percebeu-se, ainda, no grupo focal, que a concepção adotada pelo professor pode avançar e mudar ao conhecer novas formas de trabalho pedagógico; ao discutir e interagir com outros docentes e especialistas em saúde; e ao conhecer práticas inovadoras que apresentam resultados satisfatórios para a escola e na aprendizagem dos alunos. Exemplificando, apareceram nos relatos o projeto de merenda desenvolvido pela própria escola, com base na intervenção educativa; o aumento de matrículas e a melhoria da participação dos alunos em sala de aula onde a metodologia do programa se consolidou.

No entanto, percebeu-se nos discursos que alguns professores, independente da disciplina que ministram e da formação continuada que tive-

QUADRO 12.3 Síntese dos resultados do grupo focal em prevenção da doença cardiovascular

TÉCNICA DE COLETA DE DADOS	GRUPO FOCAL			
PROFESSORES CAPACITADOS	TEMAS			
Concepção/Prática	Alimentação	Atividade física	Tabagismo	Álcool
Não informado/Não sabe ensinar				
Informado/Autorreflexão				
Comprometido/Intencionalidade				
Ação/ação				
Manutenção/Empoderamento				

QUADRO 12.4 Síntese dos resultados do grupo focal quanto à prevenção da doença cardiovascular

TÉCNICA DE COLETA DE DADOS	GRUPO FOCAL			
PROFESSORES NÃO CAPACITADOS	TEMAS			
Concepção/Prática	Alimentação	Atividade física	Tabagismo	Álcool
Informados				
Autorreflexão				
Intencionalidade				
Ação				
Manutenção				

ram, já possuem uma visão mais aberta do conhecimento e são capazes de estabelecer redes de ideias entre os seus conteúdos e o tema transversal saúde. Este componente pessoal de formação docente justifica a busca ativa pelo conhecimento, ou seja, estes professores já apresentavam um perfil de docentes inovadores e que procuram pelo aprimoramento pessoal.

Ao avaliar se a formação disciplinar do professor é um obstáculo para a integração dos saberes, esbarra-se na interdisciplinaridade, que aparece como um princípio ou "eixo articulador", nos documentos oficiais. A grande maioria dos professores não teve formação acadêmica, e nesta perspectiva, tais documentos não foram suficientemente esclarecedores para que pudessem contribuir com o trabalho docente. Além disso, os documentos não elucidam como abordar na prática o tema transversal saúde, ou, ainda, quais recortes de conteúdos devem realizar. Esta dificuldade esteve presente nos discursos dos professores durante o grupo focal e se manifesta como uma lacuna na formação acadêmica.

Há uma incompatibilidade entre o planejamento disciplinar e a forma de abordagem interdisciplinar e transversal adotada no programa com uma necessária mudança de paradigma quanto ao tratamento metodológico.

O processo de construção do conhecimento que se sobrepõe à fragmentação e à especialização pode garantir que fatores de riscos comportamentais e ambientais sejam passíveis de modificação ao longo da escolaridade, se houver informação, reflexão e ação.

Pela análise do grupo focal, entendemos que é necessário um estudo mais aprofundado para avaliar o professor e o contexto da unidade escolar, dada a diversidade sociocultural dos bairros na cidade de São Paulo, para melhor compreensão dos aspectos didáticos relacionados às suas concepções e práticas quanto aos temas álcool e tabagismo. Fica claro que quando lhes é dada a oportunidade de construir com os alunos a estratégia metodológica para a aprendizagem de conteúdo dos temas relacionados com a prevenção de doença cardiovascular, isso ocorre não só na relação cotidiana de sala de aula, mas também ultrapassa para ações na comunidade intra e extraescolar.

Assim, professores que passaram pelo programa demonstraram uma evolução nos estágios especificados na matriz de Di-Clemente e Prochaska[17] quanto ao conhecimento, e de Libâneo,[18] para a prática docente, quanto aos fatores de risco associados com a promoção de saúde e prevenção da doença cardiovascular. No entanto, a ausência de observações quanto aos estágios de manutenção e empoderamento sugere que tanto a concepção como a prática em sala de aula necessitam de esforços adicionais de formação continuada que estimule a reflexão sobre os temas relativos à saúde.

REFERÊNCIAS

1. Brasil. Secretaria de Educação Fundamental. Parâmetros curriculares nacionais: terceiro e quarto ciclos: apresentação dos temas transversais. Brasília: MEC/SEF; 1998. p. 249-78.
2. Ministério da Educação. Diretrizes curriculares nacionais para a formação de professores da educação básica. Parecer CNE/CP 009/2001 [Internet]. Brasília: MEC; 2001. Disponível em: http://portal.mec.gov.br/cne/arquivos/pdf/009.pdf
3. Miller N, Dollard J. Social learning and imitation. New Haven, NJ: Yale University Press. 1941.
4. Bandura A. Perceived self-efficacy in cognitive development and functioning. Educ Psychol. 1993;28(2):117-48.
5. Dawber TR, Moore FE, Mann GV. Measuring the risk of coronary heart disease in adult population groups: II. Coronary heart disease in the Framingham Study. Am J Public Health Nations Health. 1957 April;47(4 Pt 2):4–24.
6. Rudolf MC, Greenwood DC, Cole TJ, Levine R, Sahota P, Walker J, et al. Rising obesity and expanding waistlines in schoolchildren: a cohort study. Arch Dis Child. 2004 Mar;89(3):235-7.
7. Pinhas Pinhas-Hamiel O, Dolan LM, Daniels SR, Standiford D, Khoury PR, Zeitler P. Increased incidence of non-insulin-dependent diabetes mellitus among adolescents. J Pediatr. 1996 May;128(5 Pt 1):608-15.

8. Gatti BA. Grupo focal na pesquisa em ciências sociais e humanas, v. 10. Brasília: Líber Livro Editora; 2005. (Série Pesquisa em Educação).
9. Morgan D, Krueger R. When to use focus groups and why. In: Morgan D, editor. Successful focus groups: advancing the state of the art. Newbury Park, CA: Sage; 1993. p. 3-20.
10. Denzin NK, Lincoln YS. O planejamento da pesquisa qualitativa: teorias e abordagens. 2ª ed. Porto Alegre: Artmed; 2006.
11. Veiga L, Gondim SMG. A utilização de métodos qualitativos na ciência política e no marketing político. Opin Pública. 2001;7(1):1-15.
12. Carlini-Cotrim B. Potencialidades da técnica qualitativa grupo focal em investigações sobre abuso de substâncias. Rev Saúde Pública. 1996Jun;30(3):285-93.
13. Couto MT, Schraiber LB, D´Oliveira AF, Kiss LB. Concepções de gênero entre homens e mulheres de baixa renda e escolaridade acerca da violência contra a mulher, São Paulo, Brasil. Ciênc Saúde Coletiva. 2006;11(supl):1323-32
14. Gergen KJ. The social constructionist movement in modern psychology. Am Psych. 1985 Mar;40(3):266-75.
15. Spink MJP, editor. Práticas discursivas e produção de sentidos no cotidiano: aproximações teóricas e metodológicas. 2ª ed. São Paulo: Cortez; 2004.
16. DiClemente CC, Prochaska JO. Self-change and therapy change of smoking behavior: a comparison of processes of change in cessation and maintenance. Addict Behav. 1982;7(2):133-42.
17. Libâneo JC. Reflexividade e formação de professores: outra oscilação do pensamento pedagógico brasileiro? In: Pimenta SG, editor. Professor reflexivo no Brasil: gênese e crítica de um conceito. São Paulo: Cortez; 2002. p. 53-79.
18. Mayring P. Einführung in die qualitative Sozialforschung. Eine Anleitung zu qualitativem Denken. Weinheim: Beltz Studium; 2002. p. 8-165.

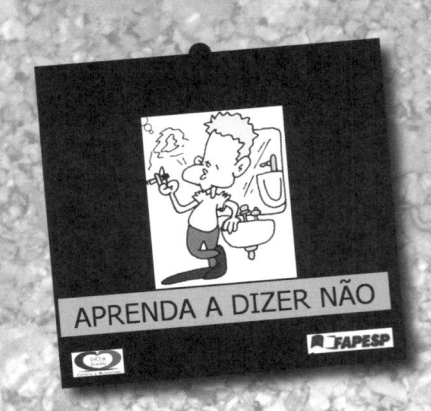

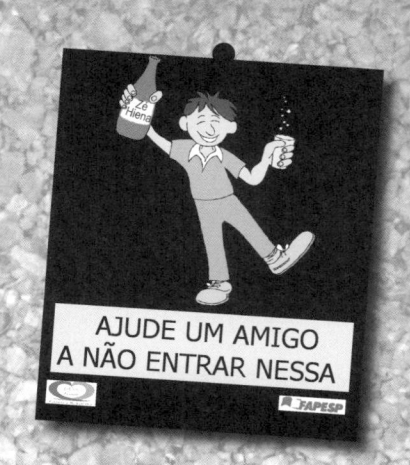

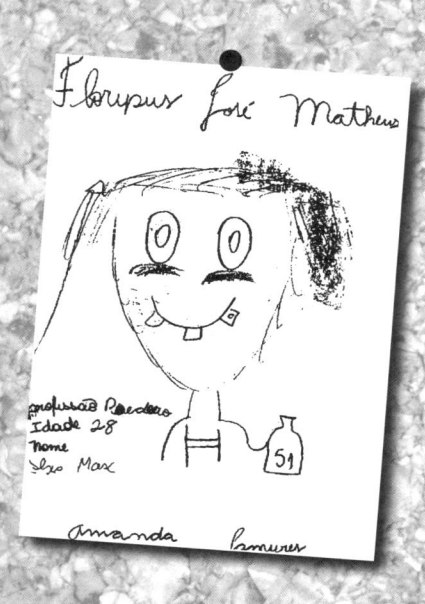

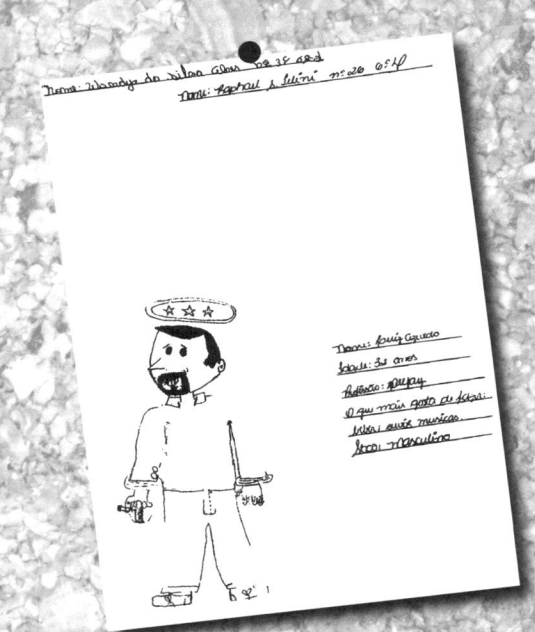

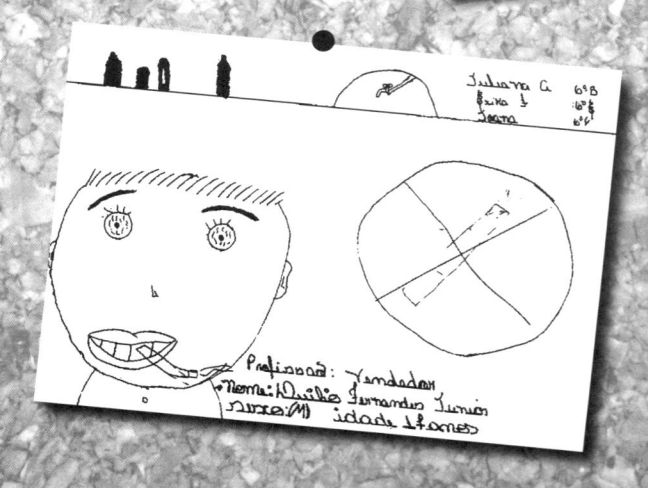

13

Resultados do estudo epidemiológico e da intervenção educativa

Moacyr Nobre
Rachel Zanetta

O levantamento epidemiológico, na primeira etapa entre 1999 e 2002, mostrou que a identificação precoce dos comportamentos determinantes de risco facilita a intervenção educativa com a finalidade de prevenção primordial e primária da doença cardiovascular. Com este pressuposto, no segundo semestre de 1999, a Unidade de Epidemiologia Clínica do InCor – HCFMUSP, dentro do seu projeto de pesquisa, ensino e prestação de serviços à comunidade, em parceria com a Divisão Regional de Ensino Centro-Oeste da Secretaria de Educação do Estado de São Paulo, desenvolveu o programa de "Práticas de Educação em Saúde e Epidemiologia Cardiovascular", com o objetivo de coletar, divulgar e discutir informações de saúde e prevenção de doenças cardiovasculares junto à população-alvo, constituída por alunos do ensino fundamental. Esses alunos receberam orientação, fundamentada no seu risco pessoal avaliado por questionário.

Tanto a coleta de informações como as palestras dialogadas foram realizadas por alunos do curso de graduação médica da Faculdade de Medicina da Universidade de São Paulo como parte de suas atividades curriculares. As informações coletadas serviram como estudo piloto para o desenvolvimento do levantamento que apresentamos.

Foi realizado um estudo epidemiológico, com plano do tipo transversal, por meio de questionário estruturado e medidas antropométricas para conhecer a prevalência do risco cardiovascular associado ao estilo de vida de escolares matriculados entre a 5ª e a 8ª série do ensino fundamental, em função do sexo, da série escolar e da condição pública ou privada da unidade de ensino. Em 2000, as 4.335 escolas públicas e privadas do

Município de São Paulo estavam divididas em treze distritos de ensino. O número de salas de aula das Regionais de Ensino Centro e Centro-Oeste--Sul representa 25% de todas as salas de aula no Município de São Paulo. Estas regionais se diferenciam das demais por apresentarem um número equivalente de instituições públicas e privadas, ao contrário das restantes, nas quais o número de escolas públicas é quase sete vezes maior.

Optamos pela 5ª, 6ª, 7ª e 8ª séries por representarem um ciclo completo do sistema de ensino e corresponder ao início da adolescência, período caracterizado por mudanças no plano individual e social que leva à experimentação de comportamentos adultos, como fumo e consumo de bebidas alcoólicas.

Do total de 4.002 salas de aulas existentes nas escolas das regiões escolhidas, foram selecionadas aleatoriamente 171 salas. Destas, durante os anos letivos de 2001 e 2002, foram visitadas 87 salas de 30 escolas que aceitaram participar do estudo, totalizando 2.125 estudantes que responderam ao questionário e tiveram o índice de massa corporal calculado. Com relação aos bairros, foram 2 escolas da Consolação, 3 do Limão, 4 de Perdizes, 1 de Santa Cecília, 1 da Sé, 3 do Alto de Pinheiros, 2 do Butantã, 1 do Campo Belo, 1 do Itaim-Bibi, 4 da Lapa, 1 de Moema, 1 do Morumbi, 2 de Pinheiros, 4 do Rio Pequeno. Os 2.125 alunos representavam cerca de 2% dos alunos de duas regiões de ensino do Município de São Paulo, sendo 47,3% matriculados em escolas privadas e 52,7% em escolas públicas; 50,5% do sexo feminino e 49,5% do masculino.

A média de idade foi de 12,96 + 1,31, e 13 anos. Quanto à cor ou raça, 65% se declararam brancos, 20% pardos, 8% pretos, 4,4% amarelos e 2,6% indígenas. Os brancos e amarelos predominaram nas escolas privadas; pretos, pardos e indígenas, nas públicas. Foram observados 24% com sobrepeso ou obesidade, 53,3% com hábito alimentar inadequado, 15,4% sedentários, 62,6% usaram álcool, e 23,1% cigarro. Entre a 5ª e 8ª séries dobrou o uso de bebidas alcoólicas, em ambos os sexos (Figura 13.1); triplicou a proporção de adolescentes masculinos que experimentam o cigarro, e quintuplicou no sexo feminino, tanto nas escolas privadas como nas públicas (Figura 13.2). Em contrapartida, o risco de hábito alimentar inadequado foi reduzido. Na 8ª série, 40% dos alunos nas escolas públicas e 58% nas escolas privadas apresentam hábito alimentar inadequado, caracterizado por colocar mais sal na comida já preparada, menor consumo de laticínios e de frutas e maior consumo de alimentos como refrigerantes, manteiga e salgadinhos.

A prevalência de sobrepeso e obesidade foi maior nas escolas privadas (26%) do que nas públicas (22%) (p=0,035). Quanto maiores as séries menor essa proporção, independentemente do sexo e da condição de escola pública ou privada. A prevalência percentual do sobrepeso cai de 17,0 para 13,8 da 5ª para a 8ª série, e a obesidade cai de 9,1 para 7,1 no total da população estudada, não atingindo nível de significância estatística. O sedentarismo é maior na rede pública. Na escola privada, o sedentarismo foi menor nos alunos mais velhos, em contraposição com a escola pública, na qual aumenta com a idade. Adolescentes do sexo feminino frequentam menos as aulas de educação física.

Concluindo, o crescimento marcante do uso de bebidas alcoólicas e cigarro, entre a 5ª e a 8ª séries, acentua a importância de intervenções preventivas na adolescência, sugerindo que quanto mais cedo se iniciarem essas intervenções, melhores poderiam ser os resultados. Nossas descobertas também recomendam práticas de educação em saúde que objetivem a implementação de hábitos alimentares saudáveis e a quantidade de atividade física, enfatizando, para o sexo feminino, esta última recomendação.[1]

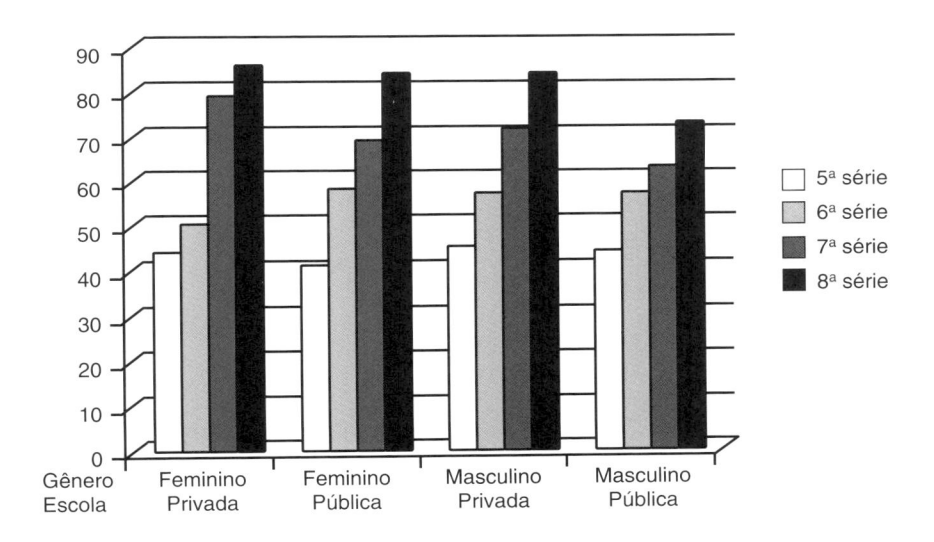

FIGURA 13.1 Experimentação da bebida alcoólica.

O levantamento epidemiológico serviu para caracterizar e quantificar o risco cardiovascular associado aos comportamentos e estilos de vida dos alunos na visão do profissional de saúde. Ainda nesta primeira etapa, buscou-se reconhecer valores e significados que os próprios alunos davam às áreas temáticas que o programa tinha como objetivo. Foi necessário ouvir o que os alunos das escolas tinham a dizer, reconhecer o sentido que as crianças e adolescentes atribuíam a essas condições, tais como: o que os leva a consumir cigarro e bebidas alcoólicas, a não praticar esportes ou se alimentar de forma não saudável. Em vista disso, optou-se pelo uso da redação, como instrumento de estímulo da imaginação, que permite a representação da vida real, demonstra a habilidade cognitiva, a habilidade do pensamento e o contexto. Algumas observações que surgiram das redações foram tabuladas na forma de perguntas, e em outra oportunidade apresentadas ao conjunto dos alunos que responderam da seguinte forma à questão: Que males você acha que o cigarro provoca? Câncer de pulmão, 45,0%; enfisema pulmonar, 31,0%; úlcera de estômago, 26,0%; problemas respiratórios, 10,1%; queda da resistência física, 8,4%; tosse, asma, bronquite, 6,1%; derrame cerebral, 4,2%; morte prematura, 4,2%; prejudica o bebê, 3,4%; dentes amarelados, 2,8%; doenças do coração, 2,0%; mau hálito, 2,0%. Neste exemplo, embora os índices percentuais de correção

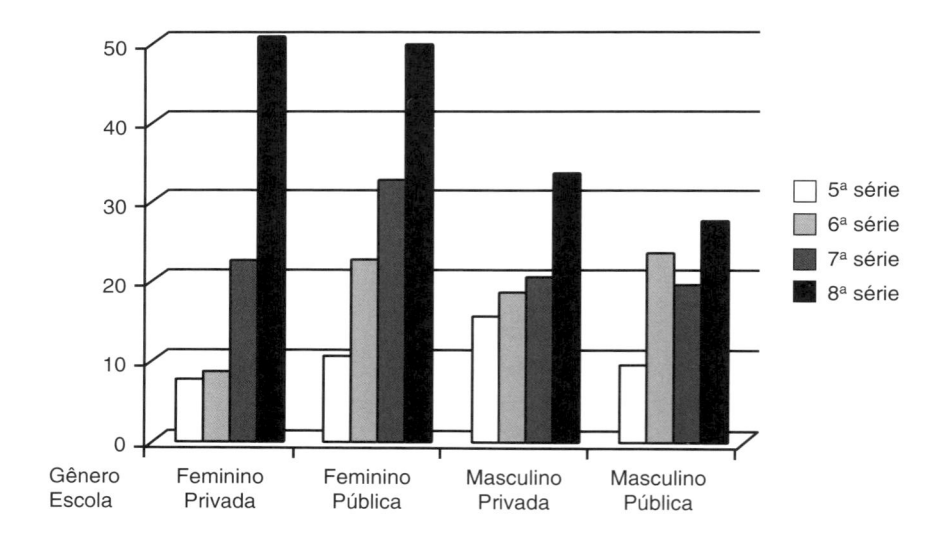

FIGURA 13.2 Experimentação do cigarro.

possam ser criticados, ficou claro que os adolescentes reconhecem os riscos do tabaco, mas encontram dificuldades para dizer não ao grupo de amigos, como também sofrem influência de familiares para a experimentação do fumo. Os pais de adolescentes fumantes discutem mais o assunto e são mais tolerantes com o cigarro do que os pais dos alunos não fumantes. Os adolescentes se dividiram ao responder se teriam um relacionamento afetivo com um fumante.

O ensaio controlado de educação em saúde, entre 2003 e 2007, deu continuidade à parceria da Unidade de Epidemiologia Clínica do InCor – HCFMUSP com a Divisão Regional de Ensino Centro e Centro-Oeste-Sul da Secretaria de Educação do Estado de São Paulo e em atenção à sugestão de alunos e professores das escolas visitadas, iniciou-se o programa "Multiplicadores do Estilo de Vida Saudável" para divulgar e discutir informações de saúde e prevenção de doenças cardiovasculares, seguindo o preceito de auxiliar os alunos a fazerem suas opções de saúde com conhecimento, conscientemente e com apoio da ciência.[2]

Com apoio da Fapesp na sua linha de financiamento especial ao ensino público, optou-se por agregar ao programa educativo o desenvolvimento de um projeto de pesquisa com delineamento do tipo ensaio comunitário controlado, estudo experimental prospectivo, com coleta de dados pré e pós-intervenção. Oito escolas participantes da primeira etapa foram convidadas a integrar o estudo, divididas em dois grupos, um de ação multiplicadora e outro de comparação ou controle.

As quatro escolas que participaram do grupo-controle recebiam a visita de alunos de medicina que desenvolviam atividades supervisionadas de educação em saúde, sendo limitado a três ou quatro contatos no período de dois anos. Enquanto outras quatro escolas tiveram treinamento de alunos mais velhos como multiplicadores de ações educativas com seus pares mais jovens, com cerca de 30 encontros no período de dois anos. A ação sistêmica e mais intensiva no grupo multiplicador levantou a hipótese de ser mais efetiva.

O treinamento das escolas participantes da ação multiplicadora envolveu 18 professores, 80 alunos multiplicadores e 1.060 colegas da série escolar anterior da mesma escola, em 16 encontros dos professores com a equipe responsável pelo programa, 16 encontros dos alunos com os professores treinados e supervisão quinzenal dos professores e dos multiplicadores pela equipe do InCor, durante os 2 anos de duração do projeto.

O treinamento trabalhou o aprendizado não apenas como um simples processo que se dá entre o ouvir e a cognição, ou como acréscimo de informação, mas sim como ação integrada, entre a cognição, a afetividade, o sistema muscular, a relação social do indivíduo que se mobiliza para aprender um novo conceito, uma nova forma de fazer ou de entender algo, construindo, ou alterando suas formas. A ação dos multiplicadores tem este objetivo, por meio de um diálogo horizontal, com linguagem, modos e formas de expressão apropriadas entre os pares. Os alunos influenciam mutuamente seu desenvolvimento psicossocial e cultural, incentivam uns aos outros a diversificar as relações sociais e transformam a experiência ensino-aprendizagem. Em última análise, o projeto buscou abrir e garantir espaço de lideranças emergentes entre crianças e adolescentes das escolas públicas.

Os professores receberam treinamento por meio de apostilas, palestras dialogadas e sugestões de atividades, privilegiando a interdisciplinaridade; no entanto, a escolha final das atividades, bem como a opção pela forma de comunicação com os pares foi feita pelos alunos multiplicadores. As ações educativas foram preparadas pela Unidade de Epidemiologia Clínica do InCor na forma de dinâmica de grupo para operacionalização de tarefas de apresentação do conteúdo teórico, leitura e discussão de textos, uso de técnicas ludopedagógicas para facilitar o desenvolvimento da aprendizagem em conjunto. Todo o material de treinamento, incluindo apostila e mídias utilizadas no apoio didático, pode ser encontrado na Internet, por meio do endereço http://www.cognos.med.br/pesec/, clicando sobre <treinamento> na lista que se encontra do lado esquerdo da tela. Também é possível encontrar registrada a memória das atividades realizadas, bem como o material utilizado na fundamentação temática e pedagógica do programa.

Os alunos foram treinados para desenvolverem a ação educativa na proporção de um agente multiplicador para cada 7 colegas da série mais jovem. A intervenção educativa dos alunos multiplicadores com seus pares se deu na forma de reuniões semanais, ou quinzenais, com 1 hora de duração, no decorrer de 2 anos. Os multiplicadores foram escolhidos pelos professores em função do interesse, da liderança e das habilidades pessoais. Alguns alunos considerados de adaptação mais difícil no contexto escolar tiveram a oportunidade de transformar sua liderança contestatória em postura propositiva no desempenho da função de agente multiplicador.

O conteúdo temático compreendeu os fatores de risco cardiovascular associados ao estilo de vida, como tabagismo, bebidas alcoólicas, sedentarismo, dieta alimentar. A estratégia de aprendizagem buscou mudar a forma de pensar, sentir e agir, ou seja, passar por transformações de ordem afetiva, cognitiva e atitudinal. Orientados por esta concepção, observa-se, ao longo do processo, que os alunos pensam, emocionam-se e fazem opções quanto à sua saúde, de seus pares e também dos seus familiares, ao comentar em casa as atividades desenvolvidas na escola. Dessa forma, por meio de brincadeiras, do estudo, das conversas, e dos namoros, alcançam o conhecimento sobre si e sobre os outros, e aprendem a conviver em harmonia.

Estimulados a manter um relacionamento dialógico com a equipe técnica do programa, como preconizado por Paulo Freire,[3] os alunos avaliaram como precários os resultados das atividades educativas fundamentadas na oralidade, na escrita e na colagem de figuras. Eles sugeriram atividades complementares, como jogos, músicas, teatro e degustação de alimentos. O desafio foi aceito pela oportunidade que os alunos teriam para refletir e discutir o conteúdo temático em um contexto mais dinâmico e envolvente. Outro ponto alto de motivação do programa aconteceu, em agosto de 2004, quando camisetas foram confeccionadas com os logotipos criados pelos próprios alunos multiplicadores associando representações gráficas do InCor aos logotipos da escolas. Na simbologia criada, foi como se eles estivessem sendo avaliados pela instituição de saúde, que lhes agregavam valor e legitimidade de representação, assim como os estetoscópios pendurados no pescoço identificam os médicos. Novas camisetas em abril de 2005 foram confeccionadas com mensagens preventivas criadas pelos alunos associadas às identificações gráficas do programa. Em um evento que reuniu alunos das escolas de intervenção, houve uma cerimônia para troca de camisetas entre eles.

Os alunos multiplicadores usaram quadros com ilustrações para mostrar aos estudantes mais jovens como realizar exercícios físicos se sentindo bem e se divertindo. Ao final da atividade prática, foram discutidos os benefícios e os limites dos exercícios de força, flexibilidade e de resistência.

O tema "hábitos alimentares" foi desenvolvido em etapas. Na primeira fase, discutiram os benefícios da dieta saudável, diversificada e balanceada. Colocaram cartazes feitos com colagem de revistas para chamar a atenção sobre as propriedades nutricionais associadas às cores dos alimentos. Na etapa seguinte, ofereceram alimentos para os colegas provarem, como parte de um jogo de amarelinha com perguntas e respostas, que testam o conhecimento ao selecionar alimentos para serem provados durante a atividade. Reações quanto ao gosto e à aparência surgiram durante as atividades. Caretas retrataram a rejeição a determinados alimentos por experiências passadas, ou pela influência dos colegas. A oportunidade de experimentação ao menos proporcionou a oportunidade de confrontar e rever valores anteriores. A atividade alcançou o objetivo pretendido por meio de linguagem simples, objetiva, relevante e divertida. Outro recurso usado foi a visita à feira livre e supermercados para observar e adquirir alimentos, em que puderam comparar opções, valor nutricional e preço. Na atividade dialógica seguinte, foram discutidas as diferentes possibilidades de preparo destes alimentos, que fez surgir a proposta de construção de um livro com diferentes receitas, aguçando a curiosidade na diversificação do gosto, dependendo da forma como foram preparados, propiciando reflexões interessantes sobre as possibilidades de tornar o saudável também agradável. Propriedades nutritivas associadas às cores dos alimentos e à quantidade de porções necessárias ao dia foram exploradas na montagem de lanches sem a presença de gordura saturada do hambúrguer e do queijo.

As peças teatrais escritas e representadas pelos alunos e as paródias musicais desenvolvidas por eles serviram como meios de comunicação importantes para a reflexão sobre o consumo de cigarros, facilitando a compreensão de aspectos figurativos e significados, em um contexto que possibilita que o aluno participe sem se sentir exposto. As duas estratégias de comunicação permitiram divulgar mensagens de forma divertida e atraente.

Os alunos criaram um teatro de fantoches com 5 personagens como meio de apresentar aos seus colegas mais jovens os problemas associados ao consumo de bebidas alcoólicas. Os personagens representavam uma família constituída da avó, um neto adolescente, uma neta adolescente e o tio que aparecia sempre bêbado, criando constrangimentos e transtornos rotineiros. O quinto personagem era um tucano que falava com o público e respondia corretamente às perguntas sobre as repercussões da bebida alcoólica para a saúde. Depois da primeira apresentação, devido ao grande interesse sobre esse e outros assuntos, o texto da peça foi estendido para os quatro temas do programa.

Diversos jogos de tabuleiro foram feitos pelos alunos para cobrir o conteúdo referente à atividade física, hábitos alimentares, uso de cigarro e consumo de bebidas alcoólicas. Os alunos multiplicadores decidiram premiar os jogadores vencedores com frutas e marcadores de livros, feitos por eles mesmos, com frases de incentivos aos hábitos saudáveis. Nas jogadas penalizadas, receberam chaveiros elaborados no formato de um coração, que identificava o programa, com mensagens para que lembrassem da importância da prevenção. Mais uma vez, a atividade teve como foco principal a diversão que contextualizava as mensagens transmitidas.

Espaços próprios nas escolas foram reservados para divulgação do programa. Em uma delas, foi utilizada também a feira de ciências, de tal forma que toda a comunidade escolar, incluindo familiares e visitantes, teve oportunidade de conhecer seu conteúdo e forma. Uma descrição mais detalhada sobre o conjunto das atividades desenvolvidas pode ser obtida em um artigo editado com fotos e filmes pela revista norte-americana do CDC.[4]

A resistência dos professores à maneira como os adolescentes trabalharam com seus colegas, usando linguagem informal livre da terminologia técnica, foi o maior problema encontrado pela equipe coordenadora do programa. Esse problema persistiu durante todo o primeiro ano do projeto, em parte porque os professores estavam acostumados ao método pedagógico positivista tradicional. À medida que o projeto evoluiu e os resultados se tornaram visíveis, esse obstáculo foi superado pelo diálogo reflexivo.

Todo o processo foi muito gratificante para a equipe técnica e os professores, que durante as sessões de treinamento dos alunos multiplicadores muitas vezes tiveram de contradizer estereótipos e crenças comuns sobre comportamentos que representam risco à saúde, reforçados pelos meios de comunicação e propaganda.

Foram obtidos resultados quanto ao objetivo de permitir que os alunos multiplicadores determinassem como transmitir os conceitos. Procurou-se evitar mensagens do tipo "não faça isso", porque muitos adolescentes, como também, parte de seus familiares apresentam hábitos e comportamentos de risco à saúde, e isso contribuiria para dificultar o diálogo. Mensagens do tipo "certo" ou "errado" foram substituídas por "opções mais saudáveis". As técnicas usadas tinham como objetivo estimular os alunos à reflexão sobre suas próprias escolhas, além do que, o foco prioritário sempre procurou ser a criatividade e a diversão.

Embora não mensurados, os seguintes aspectos foram também observados: reforço à autoestima, senso crítico, senso de responsabilidade e autonomia dos alunos; participação ativa dos alunos na dinâmica escolar; envolvimento de familiares na promoção de saúde, com reflexos no conjunto da comunidade escolar; integração entre diferentes escolas em torno de um objetivo comum.

Foram observadas diferenças entre os alunos dos dois grupos de escolas. O ensaio iniciou no primeiro semestre de 2003, quando foram colhidas informações de 1.060 alunos. No grupo-controle, 542 alunos com média de idade de $11,13 \pm 0,79$, sendo 48,3% do sexo feminino, e 25,9% com respostas positivas para maturidade sexual. No grupo multiplicador, 518 alunos com idade média de $11,15 \pm 0,90$, sendo 48,3% do sexo feminino, e 22,8% com respostas positivas para maturidade sexual. No final do ensaio, em 2005, restaram 688 alunos, 356 no grupo-controle e 332 no grupo multiplicador. A perda de 35% se deve aos alunos que saíram da escola ou pediram transferência, principalmente entre a 5ª e a 6ª série.

O modelo linear generalizado (GEE), com família binomial e link identidade, foi utilizado para a análise comparativa da prevalência das variáveis com o objetivo de verificar a significância das diferenças entre os anos de 2005 e 2003 envolvendo os alunos do grupo-controle e do grupo multiplicador.

Os resultados encontram-se na Tabela 13.1. Devido à diferente quantidade de perdas de dados; no grupo-controle, o número de informações variou entre 351 e 246; no grupo multiplicador, entre 313 e 240. As variáveis com menor número de informações são sobre as questões do fumo, provavelmente por receio de os alunos exporem suas experiências pessoais.

As prevalências de sobrepeso e obesidade, avaliados pela distribuição de Cole, se mostraram reduzidas nos dois grupos, tendo sido maior no grupo-controle. No grupo multiplicador, a prevalência da obesidade foi menor do que a esperada; no entanto, o grupo-controle teve sobrepeso mais próximo da distribuição esperada. Em um estudo observacional por nós publicado, foi observada redução na prevalência de sobrepeso e obesidade entre a 5ª e a 8ª série, sem que houvesse nenhuma intervenção específica com esse objetivo.[1] Portanto, é difícil avaliar em que medida as intervenções educativas nos grupos-controle e multiplicador influenciaram os resultados.

TABELA 13.1	PREVALÊNCIAS DAS VARIÁVEIS DE ESTUDO E SUAS DIFERENÇAS NO GRUPO-CONTROLE E INTERVENÇÃO (2003-2005)							
	Grupo-controle				Grupo multiplicador			
		prevalência %				prevalência %		
Variável	$n_{2003} = n_{2005}$	2003	2005	Diferença	$n_{2003} = n_{2005}$	2003	2005	Diferença	p
Biológica									
Sobrepeso (Cole)	343	21,9	16,6	-5,2	313	19,5	18,5	-1,0	p = 0,003
Obeso (Cole)	343	9,0	7,0	-2,0	313	7,0	3,8	-3,2	p = 0,46
Estilo de vida									
Sedentarismo	328				300				
inativo		17,4	14,3	-3,1		18,3	14,0	-4,3	p = 0,48
pouco ativo		19,5	19,5	–		18,7	23,3	+4,7	p < 0,001
moderadamente ativo		42,4	45,1	+2,7		40,0	39,3	-0,7	p = 0,09
muito ativo	20,7	21,0	-0,3			23,0	23,3	+0,3	–
não faz aula de educação física	351	3,4	8,5	+5,1	311	1,3	3,5	+2,3	p = 0,08
não pratica esporte	338	30,2	29,0	-1,2	297	24,6	21,2	-3,4	p = 0,09
fica mais de 4h/d na TV ou computador	338	29,0	34,0	+5,0	310	32,9	32,6	-0,3	p < 0,001
adiciona sal à comida pronta	337	18,1	18,7	+0,6	311	15,4	13,8	-1,6	p = 0,37
bebe refrigerante (no dia anterior p = 0,81 em número de vezes)		327	23,2	30,6	+7,4	309	25,6	33,7	+8,1
experimentou bebida alcoólica	328	33,2	69,5	+36,3	301	34,6	66,8	+32,2	p = 0,30
bebeu nos últimos 30 dias	337	7,1	29,7	+22,6	306	7,8	21,2	+13,4	p = 0,003
experimentou cigarro	332	4,8	22,9	+18,1	299	4,0	21,1	+17,1	p = 0,81

(continua)

TABELA 13.1	PREVALÊNCIAS DAS VARIÁVEIS DE ESTUDO E SUAS DIFERENÇAS NO GRUPO-CONTROLE E INTERVENÇÃO (2003-2005) *(continuação)*								
	Grupo-controle				Grupo multiplicador			
		prevalência %				prevalência %		
Variável	$n_{2003} = n_{2005}$	2003	2005	Diferença	$n_{2003} = n_{2005}$	2003	2005	Diferença	p
fumou nos últimos 12 meses	276	0,7	5,1	+4,4	248	-	7,3	+7,3	p = 0,13
fumou nos últimos 30 dias	276	2,9	5,4	+2,5	260	1,5	5,8	+4,3	p = 0,31
exposição ao cigarro	246	32,5	63,8	+31,3	240	33,8	56,3	+22,5	p = 0,013
Consumo alimentar inadequado no dia anterior em número de vezes								
legume cru, legume cozido, frutas < 6	339	18,9	27,7	+8,8	293	26,3	28,0	+1,7	p < 0,001
salgados ≥ 6	327	24,2	22,9	-1,3	299	25,4	29,1	+3,7	p = 0,06

A avaliação do sedentarismo também não mostrou diferença relevante entre os grupos, devido à limitação metodológica do instrumento de coleta de informação. As respostas quanto à frequência de participação nas aulas de educação física e prática de esportes foram mais favoráveis ao grupo multiplicador, porém sem significância estatística. Por meio do marcador indireto de atividade física medido pelo número de horas em frente da televisão ou computador, o grupo multiplicador apresentou os melhores resultados. Não houve diferença entre os dois grupos quanto à colocação de sal na comida e o consumo de refrigerantes. Também não houve diferença entre os grupos quanto à experimentação do cigarro e bebidas alcoólicas, mas melhores resultados foram observados no grupo multiplicador na questão de consumo de bebida nos últimos 30 dias e na questão sobre exposição ao fumo passivo. O grupo-controle teve melhor resultado quanto ao consumo de salgadinhos e pior resultado quanto ao consumo de frutas e legumes. Cerca de 25% dos alunos dos dois grupos podem ter o seu hábito alimentar considerado como inadequado.

Em síntese, a diferença entre os grupos foi pouco expressivas considerando-se os resultados mais relevantes. Foram consideradas como principais limitações metodológicas do estudo de intervenção:

a) ausência de grupo sem intervenção, pois a sua inclusão poderia facilitar a observação da efetividade, tanto do grupo-controle, em que houve ação educativa por meio dos estudantes de medicina, como no grupo multiplicador, em que a ação foi mais efetiva.
b) ausência de randomização dos sujeitos de pesquisa teria conferido maior validade interna aos resultados.
c) precariedade de desempenho dos instrumentos para coleta de informação sobre hábitos alimentares e práticas de atividade física.

A efetividade da ação educativa entre pares tem sido testada com planos de pesquisas bem planejados, como o do ensaio comunitário controlado e randomizado. O ensaio ASSIST demonstrou que a ação de alunos multiplicadores com seus pares realizada de maneira informal, sem a presença do professor, possibilita o desenvolvimento da tarefa programada, é efetiva em difundir mensagens de promoção da saúde e reduzir a prevalência do fumo entre os adolescentes.[5] No ensaio TEENS, a ação entre pares incluída em intervenção nutricional de multiplas estratégias mostrou ser a mais efetiva para o aumento de consumo de frutas e verduras.[6]

A ação educativa entre pares tem sido cada vez mais utilizada em intervenções para a promoção da saúde de jovens. Essa ação se baseia no pressuposto de que os pares são vistos como fontes mais confiáveis de informação do que adultos, profissionais treinados e educadores em saúde, particularmente entre grupos em risco de assumir comportamentos menos saudável. A última revisão sistemática do centro de informações sobre evidências para políticas e práticas educativas, conhecido como EPPI-Centre, da Unidade de Investigação em Ciências Sociais no Instituto de Educação da Universidade de Londres, aborda de forma transparente e explícita 271 artigos que envolviam programas de promoção de saúde com pares multiplicadores, sendo 42% sobre o uso de drogas, 28% sobre prevenção de doenças sexualmente transmissíveis e 30% sobre outros temas de saúde. A maioria dos estudos (79%) foi realizada no ambiente escolar, entre pares de idades próximas, com no máximo um ano a mais de idade (73%). Quarenta e nove estudos com foco no resultado e 15 na avaliação de processo foram analisados com mais detalhes. Doze foram considerados válidos metodologicamente. Destes, sete intervenções foram eficazes para os resultados comportamentais, três para o desfecho intermediário, uma intervenção foi ineficaz e outra foi inconclusiva. Cinco dos 12 estudos que compararam diretamente os pares com os professores mostraram que em dois deles a intervenção por pares foram mais efetivas, dois não mostraram diferenças e um mostrou que os dois não foram efetivos. A avaliação crítica mostrou que apenas dois estudos preencheram todos os sete critérios de qualidade. Problemas metodológicos foram identificados como sendo a falta de descrição clara da amostragem e dos métodos utilizados. A revisão encontrou algumas evidências para apoiar a efetividade da ação entre pares para promoção da saúde entre jovens, porém não foi possível identificar as características que conferem efetividade ao modelo. A maioria dos estudos deu pouca informação sobre os atributos dos pares educadores, método de recrutamento, tipo e tempo de treinamento. Embora muitos estudos tenham dado ênfase à importância de várias teorias, como a do aprendizado social, a fundamentação do método não ficou esclarecida. A revisão faz diversas recomendações para a prática e a pesquisa na área.[7]

Como observado com os alunos multiplicadores no nosso estudo, há evidências de que os estudantes que atuam como líderes ou conselheiros de seus pares tendem a mostrar o maior benefício da intervenção, no que diz respeito ao consumo de bebidas alcoólicas, tabaco e outras drogas.[8]

O programa "Multiplicadores do Estilo de Vida Saudável nas Escolas" estimulou a comunidade a discutir temas não abordados pelo currículo escolar formal. O processo de educação para a saúde proposto foi criativo, motivador e incentivou os alunos, e por extensão toda a comunidade escolar, a refletir e a aprender sobre promoção de saúde, contribuindo também para melhorar a qualidade do ensino público. Recomendamos a quem estiver interessado em criar programas similares que reúna os alunos, apresente o conteúdo e permita que eles mesmos determinem o processo, cabendo aos organizadores acompanhar o seu desenvolvimento. Incentivamos a todos que cultivem a capacidade que as crianças e os adolescentes têm de liderar o processo de ensino-aprendizagem, contribuindo, assim, para a cidadania responsável.

Como uma instituição universitária voltada para a saúde, o InCor, pela Unidade de Epidemiologia Clínica, atendeu à prerrogativa de que aprender é permitir que ocorra um processo interno, ativo, com experimentação de novas ideias, no decorrer do tempo da existência do indivíduo, contribuiu com a concepção de que a educação em saúde começa onde a pessoa está e se faz pela articulação entre o saber popular e o saber científico. Ela cumpriu com o papel social de desenvolver atividades de extensão universitária levando os alunos a pesquisar e a construir modelos educativos voltados para a prevenção de doenças cardiovasculares. Foi proposto um programa de educação em saúde que propicie condições para mudança do estilo de vida dos alunos e desenvolva o sentido de responsabilidade individual sobre a própria saúde, de seus familiares e da comunidade à qual pertencem.

REFERÊNCIAS

1. Nobre MR, Domingues RZ, da Silva AR, Colugnati FA, Taddei JA. Prevalências de sobrepeso, obesidade e hábitos de vida associados ao risco cardiovascular em alunos do ensino fendamental. Rev Assoc Med Bras. 2006 Mar-Apr;52(2):118-24
2. Gray M, Fowler G, editors. Preventive medicine in general practice. Oxford: Oxford University Press; 1983.
3. Freire P. Pedagogia do oprimido. 5ª ed. Rio de Janeiro: Paz e Terra; 1978.
4. Zanetta R, Nobre MR, Lancarotte I. Bringing up students in the Healthy Lifestyle Multiplier Students program, São Paulo, Brazil. Prev Chronic Dis. 2008 Jul;5(3):A98.
5. Audrey S, Holliday J, Campbell R. It's good to talk: adolescent perspectives of an informal, peer-led intervention to reduce smoking. Soc Sci Med. 2006 Jul;63(2):320-34.

6. Birnbaum AS, Lytle LA, Story M, Perry CL, Murray DM. Are differences in exposure to a multicomponent school-based intervention associated with varying dietary outcomes in adolescents? Health Educ Behav. 2002 Aug;29(4):427-43.
7. Harden A, Weston R, Oakley A. A review of the effectiveness and appropriateness of peer-delivered health promotion interventions for young people. London: University of London, Institute of Education, Social Science Research Unit, EPPI-Centre; 1999.
8. Sawyer RG, Pinciaro P, Bedwell D. How peer education changed peer educators' self-esteem, personal development and sexual behavior. J Am Coll Health. 1997 Mar;45(5):211-7.

Índice

A

Acidente vascular cerebral, 36, 38
Adolescência
    atividade física, 119-125
    conceito, 30-33
    doença cardiovascular
        fator de risco, 35-42
            prática de educação em saúde, 13-19
    educação nutricional, 75-87
    epidemiologia, 13-19
    hábitos alimentares, 119-125
    prática de educação, 13-19
    obesidade, 65-70
Álcool, 13, 15, 23, 38, 41, 46-47, 57-59, 108, 112, 114-115, 127, 130-131, 135, 138, 140, 143, 150-152, 155-157, 159, 161, 163
    categorias relacionadas, 114, 115
Alimentação, 38, 39, 46-47, 49-51, 55-56, 58-59, 61-62, 76-80, 82-84, 86-87, 96, 107-108, 112, 115-116, 119, 122, 127, 135, 138, 140, 143
    categorias relacionadas, 115-116
Análise qualitativa, 91-98, 101-108
    intervenções educativas, 91-98
Antropometria (técnica), 65
Aterosclerose coronária, 13, 15, 37, 57
ATHENA (Programa) *ver* Athletes Targetig Healthy Exercise and Nutrition Alternatives
Athletes Targetig Healthy Exercise and Nutrition Alternatives (Programa), 81-82
Atividade física, 13, 38, 41, 46, 49, 55, 57-58, 61-62, 67, 70, 108, 112, 115, 119-125, 127, 130-131, 133, 137, 140, 143, 152, 157, 161
    adolescência (hábitos alimentares), 119-125
    categorias relacionadas, 115
Atividade ludopedagógica, 120
Atividade ludopedagógica *ver também* Técnica ludopedagógica
AVC *ver* Acidente Vascular Cerebral

B

Bandura, A., 25
Bebida alcoólica *ver* Álcool

C

Cardiomiopatia, 38
Cigarro *ver* Tabagismo
Coleta e intervenção (instrumentos qualitativos), 101-108
Criança (educação nutricional), 75-87
Criança *ver também* Adolescente, Infância

D

Dados qualitativos, 91-98, 101-108, 119
    coleta e intervenção, 101-108

Diabetes, 13, 38, 95
Dinâmica de grupo (técnica), 57
Docentes (escolas públicas), 127-163
Doença
  arterial coronariana, 37
  cardiovascular, 13-19, 22-23, 35-42,
    45, 48, 55, 57, 119-120,
    122-123, 127-146, 149,
    153, 163
    fatores de risco, 35-42
    prevenção, 35-42
    qualidade de vida, 35-42
  cerebrovascular, 35
  hipertensiva, 35
  isquêmica do coração, 35, 37
Droga, 32, 40, 47, 59, 81-82, 113-114,
    143, 162-163

E
Educação
  diálogo, 21-26
  em saúde
    escola pública, 55-62
    escola, 13, 15-16, 19, 21-26,
      40-41, 45-52, 55-62, 75-86,
      91-94, 107-111, 127-146,
      149-155, 157-158, 162-163
    prática, 13-19
    intervenção (estudo epidemiológico),
      149-163
  nutricional
    criança/adolescente, 75-87
    pares multiplicadores, 75-87
Educação ver também Escola
Epidemiologia cardiovascular (práticas
    em educação), 13-19
Escola
  promoção da saúde, 45-52
  pública
    ação preventiva, 55-62
    docentes (prevenção doença
      cardiovascular), 127-163
    educação em saúde, 55-62
Estatística (intervenção educativa), 96-98
Estilo de vida saudável, 16, 23, 35-42,
    46, 48-52, 55, 59, 85, 87,
    102, 128-132, 135, 138, 139,
    153, 163

Estudo epidemiológico, 127-163
  resultados (intervenção educativa),
    149-163
Estudo epidemiológico
  ver também Levantamento
  epidemiológico

F
Família, 24, 29, 31, 36-38, 40-41, 46-47,
    50,52, 55, 60, 62, 70, 75, 78,
    80, 83, 85
Fatores de risco – doença cardiovascular,
    35-42
Freire, Paulo, 16, 23, 26, 106,
    124-125, 155,
Fumo (categorias relacionadas), 112-113
Fumo ver Tabagismo

G
Gordura corporal, 68
Grupo focal (técnica), 129

H
Hábito alimentar, 13, 15-16, 46, 76-77,
    80-81, 83, 85-86, 119-125,
    130-131, 133, 137, 140,
    150-151, 156-157, 161
  adolescência (atividade física),
    119-125
Hipertensão arterial, 13, 38, 57, 128

I
Iexi ver Índice composto de exclusão
IMC ver Índice de massa corporal
Índice
  composto de exclusão, 133
  de massa corporal, 15, 68-70, 85, 448
Infância
  epidemiologia, 13-19
  prática de educação, 13-19
Instrumentos qualitativos (coleta
    e intervenção), 101-108
Interdisciplinaridade, 21-26, 58, 135,
    143, 145, 154
Internet, 67
Intervenção educativa, 23, 40, 91-98,
    121, 161

estatística (métodos), 96-98
análise quantitativa, 91-98
Investigação qualitativa (técnica), 120

L

Levantamento epidemiológico
  ver também Estudo epidemiológico
Levantamento epidemiológico, 149-163

M

Matriz
  de Pichon-Rivière, 122
  de Prochaska e DiClemente, 122, 130, 146
  de vizinhança de Wij, 133
Método estatístico (intervenção educativa), 96-98
Mortalidade precoce, 13, 15
Motivação (técnica motivadora), 121, 123
Multiplicadores
  projeto, 26, 48, 52, 67
  do estilo de vida saudável programa, 36, 129-130, 153
  nas escolas (programa), 163

N

Nutrição (educação nutricional), 75-87

O

Obesidade, 15, 23, 38, 65-70, 75-76, 85, 95, 128, 143, 150-151, 161
  adolescência, 65-70
  infantil, 75-76
Obesidade *ver também* Sobrepeso

P

Pedagogia
  pedagógica, 124
  técnica ludopedagógica, 121, 154
Pesquisa qualitativa, 91-98, 101-102
Práticas de Educação em Saúde e Epidemiologia Cardiovascular (programa), 149

Prevenção
  doença cardiovascular, 16, 22, 35-42, 48, 50, 55, 57, 59, 119, 122, 123, 127,146, 149, 153, 163
  doença cardiovascular (docentes), 127-163
  doença sexualmente transmissível, 162
  da Saúde Cardiovascular (Programa), 133, 135-136, 139
  transtornos alimentares, 81
  uso de drogas, 82
  uso de medicamentos de controle de peso, 81
Programa
  Athletes Targetig Healthy Exercise and Nutrition Alternatives, 81-82
  Heal thy Buddies, 84
  Kids Choice, 83
  Multiplicadores do Estilo de Vida Saudável nas Escolas, 163
  Multiplicadores do Estilo de Vida Saudável para a Prevenção da Doença Cardiovascular na Idade Adulta em Escolas Públicas, 129
  Multiplicadores do Estilo de Vida Saudável, 36, 130, 153
  Práticas de Educação em Saúde e Epidemiologia Cardiovascular, 149
  Prevenção da Saúde Cardiovascular, 133, 135-136, 139
Projeto Multiplicadores, 26, 48, 52, 67
Promoção da saúde (escola), 45-52

Q

Qualidade de vida, 13, 45-48, 91, 133

R

Redes sociais, 95, 97-98
Relatos de caso, 13, 17, 37-42, 102-107, 109
Representação, técnica de, 57

S

Saúde
  prática, 13-19
  promoção da (escola), 45-52
Sedentarismo, 15, 38-39, 56, 66, 115,
       128, 135, 137-138, 142-143,
       151, 155, 159, 161
Síndrome isquêmica, 15
Sobrepeso *ver também* Obesidade
Sobrepeso, 15, 65, 69-70, 75-76, 85,
       95, 97, 128, 150-151, 159,
       161

T

Tabaco *ver* Tabagismo
Tabagismo, 13, 15, 23, 38-40, 46-47,
       49, 55, 57-59, 61-62, 108,
       111-113, 115, 127-128,
       130-131, 134-135, 137-138,
       140, 142-144, 146, 150-153,
       155-163
Tajfel, H., 25
Técnica
  antropométrica, 65,
  de dinâmica de grupo, 57
  de grupo focal, 129
  de investigação qualitativa, 120
  de representação, 57
  ludopedagógica *ver também* Atividade
       ludopedagógica
  ludopedagógica, 121, 154
  motivadora, 121, 123
  pedagógica, 124
Teoria
  da identidade social, 25
  de desenvolvimento social, 24, 30
  de mudança social, 23, 26
  do aprendizado social, 25-26
  dos 6 passos, 97

V

Vygotsky, L. S., 23-24, 26, 29-32